스포츠 한의학 전문의 오박사의

운동 동의보감

오재근 지음

푸른솔

운동 동의보감

2005년 11월 15일 초판인쇄
2005년 11월 25일 초판발행

저자 / 오재근
발행자 / 박홍주
발행처 / 도서출판 푸른솔
편집부 / 715-2493
영업부 / 704-2571~2
팩스 / 3273-4649
디자인 / 이근산(02-2268-4769)
주소 / 서울시 마포구 도화동 251-1 근신빌딩 별관 302호
등록번호 / 제 1-825
값 / 13,000원
ISBN 89-86804-77-8

머리말

십년 전 한방병원을 떠나 체육대학으로 자리를 옮겼을 때만 해도 '스포츠한의학'은 거의 불모지였다. 그나마 대학에서 운동을 하던 몇몇 선배 한의사들만이 협회의 요청으로 팀닥터로 자원봉사 하는 수준이었고 국내에서 개최되는 각종 국제스포츠대회에 홍보용 진료 참여가 고작이었다.

하지만 강산이 변하는 사이에 스포츠한의학을 사랑하는 학회가 커지고 열정적인 젊은 한의사들이 적극적으로 참여하게 되었다. 이제는 더 이상 그 동안의 스포츠가 한의학을 요구하던 시대가 아닌 한의학이 스포츠를 찾아 적극적으로 활용할 시대가 된 것이다.

지금은 운동도 전문가 시대이다. 자신의 질병 상태와 체질에 맞는 약을 복용하듯 자신의 건강과 체력 상태에 따라 운동을 '처방' 받고 있다. 병이 나면 약을 먹고 수술을 받는〈수동적인 치료〉가 아니라 병이 생기기 전에 미리 예방하고 처치를 하는 적극적이고〈능동적인 대처〉를 중요시한다는 점에서 한의학의 질병 치료 개념과 상당히 일치한다.

원래 한의학이 질병과 노화에 대한 예방의학이고 자연의학이니 나이가 들수록 병이 나기 전에 몸의 움직임을 질병 예방에 활용하는 것은 매우 자연스러운 일이다. 일단 다친 곳이 발생하더라도 수술이나 화학약물이 아닌 침이나 뜸, 부항, 한약, 기공과 같은 보존적인 치료법으로 고칠 수 있다는 것 또한 자연스러운 일이 아닐 수 없다.

스포츠한의학회에서 정의하였듯이, 스포츠한의학이란 한의학의 원리나 치료방법을 이용하여 성인병을 비롯한 일반인의 건강증진은 물론 선수들의 경기력 향상과 스포츠 손상의 예방, 치료 및 재활에 관해 연구하는 학문이다. 하지만 한의학을 일반인들이 이해하기에는 난해한 측면이 있어 이를 쉽게 얘기해 줄 필요가 있고, 최근의 발전된 스포츠 과학의 결과들을 동료 한의사들에게 설명할 필요가 있었다.

이 책은 그런 두 가지 관점에서 출발하였고, 스포츠와 관련된 질환을 한의학적으로 설명하면서 운동시 발생하는 부상에 대한 한방치료법을 쉽게 이해할 수 있게 하기 위하여 필자 나름대로는 노력하였다. 하지만 처음이라는 면에서 서투르고 거친 내용을 피할 수 없었고 운동 면에서나 한의학 면에서나 둘 다 모두 부족한 졸고가 될 수 밖에 없었다.

그런 점에서 오랫동안 신문과 잡지에 원고를 써 오면서도 한 권의 책으로 묶어 세상에 내 놓는데 대해 주저하고 있던 필자에게 출판의 용기를 북돋아 준 푸른솔 사장님과 책이 나오기까지의 과정을 세심하게 작업해 주신 직원들께 진심으로 감사를 드린다.

끝으로 원고를 쓸 때 마다 긴장해야 했던 사랑하는 아내와 두 아들 경서, 민서에게도 묵묵한 후원에 대해 늘 고마움을 표한다.

2005년 11월

오재근

차 례

제 2 장 사계절 운동건강법

제3장 운동 상해와 한방치료

성공적인
노화와 장수, 그리고 운동

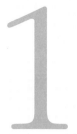

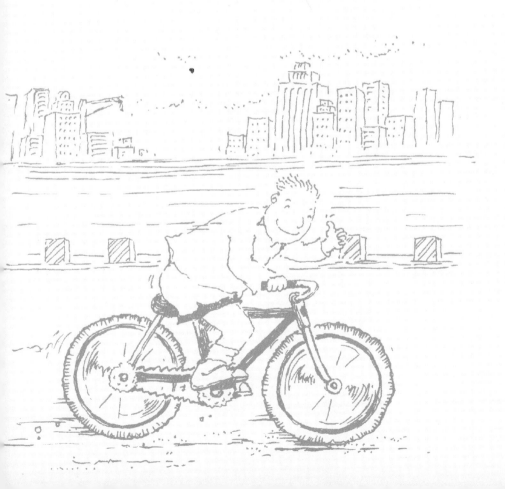

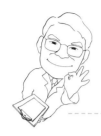

신체활동도
운동인 시대

일반적으로 사람들은 급격한 변화를 싫어하며, 되도록 지금의 편안함이나 안정된 상태를 유지하려고 한다. 움직임(활동)에 있어서는 이런 현상이 더욱 심하다. 여기에는 현대화되고 자동화된 기기의 개발이 한몫하고 있다. 컴퓨터와 이동 통신, 자동차는 활동력을 저하시키는 대표적인 발명품들이다.

그러다 보니 옛날에는 특정한 장소에서 시간을 내서 하는 '운동(exercise)' 을 건강을 유지하기 위한 행위로 보았지만, 운동이 부족한 요즘에는 일상적인 생활에서 되도록 많이 움직이는 '신체활동(physical activity)' 도 운동의 범주에 속한다. 그래서 직업적인 활동, 가사일, 여가활동 등 소위 '저강도 운동(low intensity 또는 low power)' 에 관한 연구결과들은 신체활동도 계획적으로 짜임새 있게 반복적으로 실행하기만 한다면 체력을 유지하거나 향상시킬 수 있는 것으로 보고하고 있다.

예를 들어, 어떤 사회계층에서나 가장 흔한 여가활동 운동인 걷기가 생활화된 집단은 그렇지 않은 집단에 비해 관상동맥 질환, 암, 비인슐린

의존성 당뇨, 고혈압, 골다공증, 대장암, 불안증, 우울증과 같은 질병에 걸릴 확률 및 사망률이 줄어들었다. 그 중에서도 심혈관계질환의 감소는 가장 많은 증거 자료가 확보되어 있다. 이때 특히 중요한 것은 현재의 활동상태가 과거의 활동상태보다 더 중요한 예후인자라고 밝혀졌다. 물론 이렇게 될 수 있는 근거는 신체 활동이 에너지 소비를 높여주고 심장과 폐의 기능을 활발하게 해주며 뼈, 근육, 관절의 움직임이 원활하게 된 결과이다.

사실 식단이 많이 개선되긴 했지만 여전히 밥이나 밀가루 등의 탄수화물 섭취가 많아 소위 '밥심'으로 일하는 한국인들에게는 저강도나 중등도 운동 강도가 더 적합할지도 모른다. 고기나 우유 등의 지방섭취가 많은 서구인들은 당연히 최대 유산소 능력의 60% 이상의 중등도 내지는 고강도 운동을 해야만 충분한 에너지를 소비할 수 있어 우리와는 사정이 다르기 때문이다. 더욱이 나이든 중장년층이라면 적은 무게나 강도를 많은 횟수로(low intensity & high frequency) 운동하는 것이 훨씬 안전하고 유익하다.

2000년 전에 쓰인 《황제내경(黃帝內經)》에도 있듯이 살아 있는 동안은 마땅히 몸을 부지런히 움직여야 한다. 뚱뚱할수록 부자일수록 지위가 높을수록 나이가 들수록 더욱 그러하다.

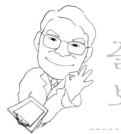

즐거운 노동은 보약보다 낫다

휴가기간 동안 필자가 읽은 책들 가운데는 "몸에 군더더기가 붙지 않게 하기 위해 경제문제처럼 몸도 구조조정하라"는 강력한 해법을 제시한 저자도 있다. 《단순하게 살아라(Simplify Your Life)》라는 책은 날마다 적어도 30분간 즐겁게 몸을 움직여주면 마약보다 더 강력한 베타 엔돌핀이 나오고, 적어도 하루에 한 번 일부러라도 하늘을 바라보면서 심호흡을 하거나 적어도 한 달에 한 번 아침 일찍 일어나 긍정적인 생각을 하며 일출을 보면 육체가 하는 말을 듣고 힘을 비축할 수 있다고 소개했다. 건강한 미소를 짓고, 행복하게 자고, 즐거운 마음으로 먹는 것 또한 육체적 행복의 원천을 찾아내는 방법이라고도 하였다.

퇴임 후에 더 유명해진 미국의 39대 대통령 지미 카터는 《나이드는 것의 미덕(The Virtues of Aging)》에서 건강한 신체상태는 저절로 생기는 것이 아니라 열심히 추구해서 얻어야 하는 것이라고 지적하고 있다. 그 자신도 스스로 노력하는 일 가운데 가장 중요한 것으로 매일 아침 몸무게를 재는 것이라고 말하고 있다. 또 건강을 되찾기 위해 약이나 치료에 매달리는 대신 다양한 오락활동을 하라는 충고를 반복하고 있다.

경북 봉화에서 농사를 지으며 몸에 좋은 산수유, 황기, 도라지, 율무, 구기자 같은 한약재도 심고 가꾸며 경독(耕讀)의 일체화를 실천하셨던 전우익 선생도《혼자만 잘 살믄 무슨 재민겨》에서 병은 크게는 세상에서 작게는 생활(삶)에서 오는데, 사람들은 세상과 각자의 삶은 고치려 하지 않고 약이나 수술로 병만 고치려 한다고 쓴소리를 하셨다. 뭐든 여럿이 나누고 모자란 곳을 두루 살피면서 채워주고 자연에 순응해서 살아야 한단다.

노동을 적당히 하면 오장의 기혈(氣血)이 왕성하고 기육(肌肉)이 충실하고 관절활동이 원활하고 백맥(百脈)이 잘 통하며, 적당한 정신집중으로 정신도 맑아져, 육체는 물론 정신의 노화를 막는다. 뿐만 아니라 노동 과정에서 경험의 축적과 사물을 보는 시야가 넓어져 지혜를 증진시키며, 흐뭇한 만족감은 정서의 안정도 가져온다.

이 내용은 요즘이 아니라 7세기 당나라 시대에 손사막이 쓴《천금요방(千金要方)》이란 한의서에 나오는 것으로, 저자는 인체가 적절하게 노동을 하면 모든 병이 침범하지 못한다고 주장하고 있다. 건강을 위한 조언에는 동서고금에 차이가 없다.

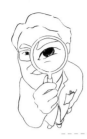# 아주 적은 운동도
수명연장에 큰 도움

　미국 댈러스의 쿠퍼 유산소성 운동연구소에 근무하는 블레어 박사는 8년간 체력 프로그램에 참여한 13,344명의 건강한 노인들의 사망률과 생존율을 기록했다. 이 연구는 모든 대상자들의 개인적 배경, 건강과 관계된 요인, 그리고 객관적인 유산소성 능력(최대 산소섭취량) 수준을 포함하는 검사로 활동을 전혀 하지 않는 집단에서부터 30~40마일(약 48~68Km)씩 매주 달리는 집단까지 다섯 집단으로 구분하였다. 연구결과 가장 낮은 유산소성 능력을 가지고 있는 남성들은 가장 높은 능력의 남성 집단보다 3.5배나 사망률이 높았다. 여성들의 집단에서는 그 차이가 4.5배로 더욱 크게 나타났다. 또한 유산소성 능력이 가장 낮은 집단의 남녀는 암이나 심장계통질환에 더 잘 걸리는 것으로 나타났다.

　연구결과에 대해 블레어 박사는 노인들이 장수하려면 가장 낮은 유산소성 능력 수준에는 포함되지 않아야 한다고 주장한다. 또한 보통 정도의 유산소성 능력을 가진 노인들은 가장 높은 수준의 유산소성 능력을 가진 노인들에 비해 사망률에 있어서 약간의 차이는 보였지만 근본적으로 큰 차이는 없는 것으로 나타나, 아주 높은 수준의 유산소성 능력과 마찬가지로 그보다 약간 낮은 단계에서의 체계적인 운동이 인간의 수명을 거의 최대 수명의 기대치까지 증가시킬 것이라고 결론지었다.

블레어를 비롯한 많은 연구자들은 건강의 유지와 생존이라는 차원에서 운동을 전혀 하지 않는 것보다 아주 적은 운동이라도 계속한다면 이는 수명연장에 대단히 도움이 된다고 역설하고 있다.

얼마전 결혼 80주년을 앞둔 국내 최장수 부부인 이춘관 할아버지(101)와 송을생 할머니(96)의 장수비결도 "움직일 수 있으니까 한껏 움직이고 먹을 수 있으니까 가리지 않고 먹었다"는 지극히 평범한 내용이었다. 할아버지가 98세, 할머니가 93세 때까지 스스로 밥을 짓고 빨래나 청소를 해왔다고 한다.

손사막(孫思邈)이 편찬한 《천금요방(千金要方)》이란 한의서에도 고대 양생가들의 건강법 또한 몸을 적당히 움직여 활동하는 것이 건강의 비결이라고 적고 있다.

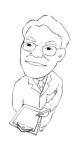

'절도' 있는 생활이
노화방지

　통계청이 발표한 '2000 인구주택 총조사 집계 결과'에 따르면 우리나라는 65세 이상 노령층이 337만2천명으로 지난 5년 사이 27.7% 늘어났으며 전체의 7%를 넘어서면서 이미 노령화 사회에 진입한 것으로 나타났다. 최근 들어 의료 기술이 발달하고 건강을 추구하는 생활 습관이 정착되면서 우리도 남아메리카 안데스산맥에 있는 빌카밤바, 옛 소련의 코카서스, 그리고 히말라야산맥 파키스탄의 훈자 지방 등의 지구촌 장수마을이 부럽지 않은 나이를 살 수 있게 된 것이다. 그러나 정작 중요한 것은 얼마나 아프지 않고 살다가 여생을 마칠 수 있느냐 하는 삶의 질이다.

　현재 거론되고 있는 생물학적 인간의 최대 수명은 130세를 추구하고 있지만, 질병, 환경, 스트레스 및 활동 부족 등에 의해 노화의 진행속도 또한 증가되어 65세 이상의 '초노인기' 이후의 삶은 그야말로 힘겨운 삶의 전쟁이 되곤 한다.

　노령화 또는 노화는 시간의 흐름에 따라 신체의 적응성 손상, 기능적 손상, 죽음에 이르는 일련의 과정이나 조직 체계의 진행과정을 말한다. 형태적으로는 키가 줄어들고 체중이 감소되면서 피부주름과 백발 등이 나타난다. 또한 기능적으로도 시력과 청력의 감퇴, 보행의 불안정과 각종 동작의 지체 등이 현저해진다. 뼈가 약화되면서 호흡순환기능, 소화호흡기능, 신경반사기능, 항병기능, 회복기능 등이 약화된다.

운동기능은 30세를 기준으로 하면 10년마다 10% 정도 저하되면서 운동자극에 대한 반응이 현저하게 저하되어 외상을 받기 쉽고 정신적으로도 기억력 감퇴나 건망증, 노년성 치매가 나타난다.

이와 관련하여 한의학의 최고 원전인《황제내경소문(黃帝內經素問)》의 제1장 상고천진론편(上古天眞論篇)에서는 인간이 본래 100살까지 살수 있으나 술을 물같이 마시고 정욕을 억제하지 못할 뿐만 아니라 음식과 거처에 절도가 없어 양생의 법도를 외면하는 생활을 하면서 나이가 50도 채 안 되어 정기가 쇠퇴하게 된다고 지적하고 있다.

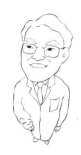

꾸준한 운동만이 '장수 보약'

《황제내경소문》을 보면 여자는 음(陰)에 속하여 음의 배합 숫자인 7을 중심으로 7세에 최초의 생리적 변화가 일어나서 7년을 주기로 변화가 발생하다가 7년의 주기가 7번 반복되는 49세에 도달하면 여성 특유의 생리기능도 소실되는 것으로 설명하고 있다. 이에 비해 남자는 8년을 주기로 변하므로 인체의 생리적 변화의 연령상으로는 남자가 더 긴 시간 동안 변화하는 것으로 되어 있다.

하지만 최근의 각종 통계 수치를 살펴보면 남성보다 여성이 오래 사는 것으로 나타나고 있다.

이론적이긴 하지만 유전학적으로 여성은 두 쌍의 X 유전자를 보유하고 있어 이 중 하나만으로 유전자의 지시내용을 수행할 수 있고, 남성호르몬에 비해 여성호르몬인 에스트로젠은 동맥경화를 방지하고 심장병을 예방할 수 있어 여성이 장수하는 데 직접적으로 도움이 된다고 한다. 그리고 여성은 남성에 비해 혈액 내에 이물질을 투여하였을 때 항원의 효과적 작용으로 인해 빠른 면역반응을 나타냄으로써 작은 질병에는 자주 걸리지만 치명적인 질병을 앓는 일은 드물어진다고 설명하고 있다.

또한 사회적으로 남자와 여자의 역할과 책임이 다르고 흡연과 음주 등 건강에 관련된 습관이 다를 뿐만 아니라 건강 자원을 활용하는 정도가 달라 건강을 저해하는 요소가 여성에 비해 남성이 훨씬 많은 것으로 나타나고 있다.

매년 갖는 정기적인 검진도 여성이 더 많이 참여하고 있으며 친구나 동료와 더욱 밀접한 관계를 갖는 기회도 남성보다 많고 여성의 사회적인 참여 기회가 많아지면서 건강유지에 필요한 환경 또한 남성보다 좋다고 한다.

그러나 여성의 수명이 남성보다 긴 직접적인 이유는 나이 들어서까지 비교적 가사노동에 오래 참여함으로써 비록 낮은 강도라도 오히려 적절한 운동수준을 유지할 수 있기 때문이다. 결국 지속적인 운동을 통해 높아진 심폐기능 및 근신경계의 힘과 유연성은 일상생활에서 정상적인 활동을 하게 만들고, 사람이 참가할 수 있는 활동범위를 확대시켜 주게 되는 것이다.

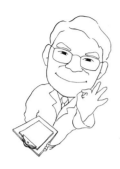

노인운동
너무 욕심내면 '화(禍)'

지난 일요일 우리 가족은 모처럼 함께 등산을 했다. 비록 둘째 아이 학교 행사였지만 맑은 가을 햇살을 받으며 물들어 가는 단풍나무 가득한 산을 오르는 산행은 힘들면서도 즐거웠다. 그런데 한 시간쯤 걸어 산 중턱에 다다랐을 때 언제 만들었는지 잘 정리된 사각형의 운동장이 나타나고 그 한가운데 깔끔한 배드민턴 네트가 몇 개 설치되어 있었다.

그곳에서는 할머니와 할아버지들께서 어울려 배드민턴을 하고 계셨다. 어르신들 가운데 할머니 한 분은 언뜻 보기에도 고도 비만이라고 생각될 정도로 체중이 많이 나가서 정말 배드민턴을 할 수 있을까 걱정되었으나 이를 비웃기라도 하듯 날렵하게 날아 매번 점수를 얻고 있었다. 그러나 한순간 그러지 않아도 점점 달아오르던 얼굴이 검붉어지면서 가쁜 숨을 몰아쉬며 그 자리에 주저앉고 말았다.

노인들의 경우 일반적으로 혈압이 높고, 특히 추운 곳에서나 무거운 것을 드는 운동을 할 때에는 혈압이 급격히 상승하기 쉽다. 이는 저온하에서는 혈관 수축이 일어나기 쉽고 국소의 근육에 힘이 가해지는 운동이나 같은 자세로 기구를 들고 있는 등척성 운동은 혈압상승작용이 강하기 때문이다.

따라서 노인의 경우 특히 역기 들기, 무거운 덤벨, 턱걸이 및 강한 근력 트레이닝 같은 운동은 피하는 것이 좋으며, 운동부하검사에 있어서도 반드시 검사 중에 혈압을 측정해야만 한다. 유도, 레슬링, 씨름, 검도 등의 투기 종목이나 럭비, 축구 등의 구기 종목 등 움직임이 불규칙한 운동을 중년이나 노년이 되어서 시작하는 것은 가급적 피하는 것이 좋다.

또 비록 테니스나 배드민턴과 같은 가벼운 구기라도 적어도 조깅이나 유연체조로 몇 개월 트레이닝을 실시하여 충분히 컨디션을 조절한 다음 시작하는 것이 좋다. 무엇보다 노년기의 운동은 개인의 운동능력 수준을 지키면서 여유를 가지고 무리 없이 점진적으로 증가시켜 나가는 것이 사고예방에 중요하다.

"지나친 것은 부족한 것만 같지 못하다[過猶不及]"는 것은 한의학의 치료 원리이자 동시에 세상을 사는 처세술이기도 하다.

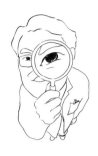

젊었을 때 운동량 '활기찬 노년' 보장

마라톤의 계절이 돌아왔다. 낮 기온도 섭씨 20도 이하로 알맞고 단풍이 절정을 이루는 가을의 정취가 달리기에는 더 없이 좋다. 요즘 마라톤 인구가 전에 없이 늘기도 했지만 나이 드신 어르신들의 노익장 또한 놀랍다. 문화일보 통일마라톤대회에서도 84세의 한경현 할아버지가 10km를 1시간 7분 만에 완주해 주위를 놀라게 한 것을 비롯하여 대전에 사는 61세의 정혁채 씨는 회갑을 맞이하여 자신의 생일날 나이와 똑같은 61km 마라톤에 도전했다. 태국에서는 87세의 펭 펑사라는 노인이 방콕에서 열린 하프마라톤에서 우승했고, 미국 캘리포니아 오션사이드에 사는 82세의 노튼 데이비는 철인 3종 경기에서 완주하여 세계를 놀라게 했다.

《황제내경》《동의보감(東醫寶鑑)》《중의양생학(中醫養生學)》등의 한의서를 근거로 연령을 나누어 보더라도 61세 이후를 노년기라 하여 '오장의 기운이 쇠락하여 치아와 모발이 함께 탈락하고 근육과 뼈가 느슨해져서 몸이 무겁고 행보가 바르지 못한 시기'라고 하였다. 고령화 시대인 현대의 노인학에서는 노년기를 젊은 노인(65세까지), 보통 노인(65~

74세), 늙은 노인(75~84세)으로 구분하고 있다.

노년기의 운동 특성은 유연성과 탄력성의 저하로 몸이 쉽게 피곤해지고 근육의 운동과 기능이 떨어져서 신체의 움직임이 둔하여 넘어지거나 외상을 입기 쉽다. 또한 무거운 물건을 든다든지 하여 국소적인 근육에 힘이 가해지는 운동시 혈압이 급격히 상승하고 운동에 의해 높아질 수 있는 최대심박수가 나이가 들어감에 따라 점점 저하된다.

따라서 마라톤과 같은 장시간의 지구성 운동은 아무나 할 수 있는 것이 아니다. 특히 젊었을 때는 꾸준히 운동을 하지 않더라도 동일 연령대에서 운동능력의 차이가 별로 심하지 않지만 나이가 증가함에 따라 기능의 편차가 매우 커지기 때문에 평소 젊었을 때부터 꾸준히 운동을 해왔거나 최소 몇 년은 정성껏 준비해야 오랫동안 뛰는 것이 가능하다.

흔히 노인의 3고(三苦)로 질병, 빈곤, 소외감을 꼽는다. 고독한 자신과의 싸움에서도 이기고 건강도 찾고 무엇보다 젊고 활기찬 노년을 보낼 수 있는 것이 바로 달리는 것이다.

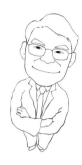

노인도 근력운동해야 '낙상(落傷)' 막아

겨울철 노인들의 낙상(落傷)은 별일 아니라고 간과해서는 안 될 큰 질병의 시초다. 우선 골밀도가 낮아 뼈가 잘 부러지는데, 하필이면 손목과 발목 등 하루라도 쓰지 않으면 안 될 중요 부위이거나 등허리의 척추 또는 대퇴골 등 신체의 기둥이 되는 골간에 골절이 발생한다.

더욱이 나이드신 분들의 골절은 원래대로 잘 고정되지도 않는 데다가 특히 대퇴골의 골절은 여생을 앉은뱅이 신세로 남의 도움을 받아야 하는 불행의 시작일 수도 있다. 더 큰 문제는 뇌 타박으로 인한 뇌출혈, 거동이 불편해지면서 발생하는 욕창, 폐렴 등의 2차적인 합병증이 겹쳐지면서 갑자기 사망할 수도 있다는 것이다.

우스갯소리로 "나이 50이 되면 한 달이 다르고, 60이 되면 하루가 다르다"는 말이 있다.

나이가 들면 모든 기관이 퇴화되어 시력도 나빠져 잘 보이지 않게 되지만, 청력과 평형감각 기능의 노화는 "미끄럽습니다. 조심하세요"라는 말조차 잘 알아들을 수 없게 만드는 것이다.

넘어지는 것과 관련해서는 신경계의 불균형과 근육의 힘이 약해지고 관절 기능이 제한되는 것이 1차적인 문제가 된다. 통계에 의하면 노인의 30% 이상, 양로원 거주 노인의 65% 이상이 1년에 한 번 이상의 낙상을 경험한다고 한다.

물론 중풍이나 치매와 같은 신경계 질환, 기립성 저혈압이나 부정맥과 같은 심혈관계 질환, 장출혈과 같은 소화기 질환, 갑상선 기능저하나 저혈당 및 탈수와 같은 내분비 질환, 관절염 같은 골관절 질환 등의 질병 요인으로 낙상이 발생하기도 한다.

어쨌든 넘어지고 난 후에는 원래대로 회복할 별다른 치료방법이 없으므로 젊을 때부터의 예방이 가장 중요하다. 체중이 실리는 근력운동으로 보행과 관련된 하지근육을 유지함과 동시에 등허리근육을 강화하는 운동을 통해 허리가 구부정해지지 않도록 몸의 자세를 바르게 교정해야 한다. 또한 뼈의 밀도와 관련하여 고른 영양섭취로 영양결핍이 되지 않도록 하는 것이 중요하다.

부모님께 대한 효도랄 게 달리 뭐가 있나. 다닐 때 조심하시라고 자주 전화라도 드리자.

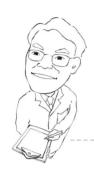

중년운동은 '맞춤처방'이 필수

몇년 전 고교 동문회에서 '운동과 건강'에 관해 발표할 기회가 있었다. 갑자기 운동하다 1년새 유명을 달리한 선배님의 얘기도 있었고, 식사시간에는 운동하다 다친 분들과 질병이 있어 운동을 시작하신 선배님들로부터 많은 질문을 받았다.

모든 신체기능은 나이가 들어감에 따라 변화하지만 특히 체력, 호흡기능, 심장기능, 신장기능, 감각기능 등 운동과 관련된 요소들의 변화 경향은 현저하다. 꾸준한 운동과 연습에 의한 단련가능성(trainability) 또한 연령이 증가할수록 저하되기 때문에 노인들은 젊은 사람에 비해 트레이닝의 효과가 나타나기 어렵다. 따라서 나이가 들어감에 따라 인체의 생리적 예비력이 저하되므로 운동의 안전기준이 낮고 신체적으로 무리해서는 안 된다.

노인의 경우 약간의 무리한 운동이 생각지도 못했던 결과를 초래할 수도 있다. 50세가 지나면 체력의 개인적 편차가 급격히 증대하기 때문에 평소 운동을 하지 않던 사람이 운동하던 사람과 같은 양의 운동을 하게 되면 운동뿐만 아니라 일상적 활동에서도 차이가 나타나게 된다. 젊을 때의 운동과 신체활동은 수명에 그다지 큰 영향을 미치지 않지만 중년을 넘어서부터의 운동은 건강에 직접적인 효과를 가져온다. 그러나 중요한 것은 중년 이후의 운동은 나이가 들수록 일반적인 운동원칙에 준해서 하는 것이 아니고 개인의 체력과 사정을 고려한 개별성(individuality)의 원칙을 중요시해야 한다는 것이다. 이를 위하여 운동시 나타나는 특별한 이상 반응을 살피는 운동부하검사(exercise stress test)를 반드시 실시하여 혈압과 심박수 및 폐의 능력을 측정해야 운동 중에 일어날 수 있는 사고를 미연에 막을 수 있을 뿐 아니라 그 사람에게 가장 적합한 운동처방이 가능하다. 평소 운동을 지속적으로 하는 사람들만이 운동시 나타나는 최대 혈압과 최대 심박수가 높아 일반적인 운동의 허용폭인 안전한계와 유효한계 이상의 운동이 가능해진다.

우리 속담에 "개똥밭에 굴러도 이승이 좋다"라는 말이 있다. 가만 있기보다는 부지런히 움직여 이왕이면 건강하게 살다 갈 일이다.

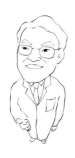

40세부터 소모기 돌입
운동으로 '정기 보충'을

한의학의 고전인 《황제내경》에는 "40세에 오장육부와 12경맥의 왕성함이 정지하고 땀구멍이 성기기 시작하고 화색이 없어지며 수염과 머리카락이 희어지기 시작한다"고 하여 인체의 기(氣)는 40대까지 성하였다가 이를 고비로 다시 쇠하여 간다고 설명하고 있다. 인체의 정(精) 또한 여자의 경우 4×7세(28세)에 근육과 뼈가 견고하고 모발이 다 길어져 신체가 왕성하던 것이 5×7세(35세)부터 안면이 마르고 두발이 빠지기 시작하여 6×7세(42세)에는 안면이 다 마르고 털이 희어지기 시작하는 것으로, 남자의 경우 4×8세(32세)에 근육과 뼈가 융성하고 피부가 충실하던 것이 5×8세(40세)부터 신기(腎氣)가 쇠하기 시작하여 머리털이 빠지며 치아가 말라 6×8세(48세)에는 안면이 마르고 모발이 희어지는 것으로 보아서 남자는 32세, 여자는 28세에 정기(精氣)가 가장 왕성하다가 40대에 들면서 쇠락하는 것으로 설명하고 있다.

한의학적인 관점에서의 삶과 노화는 인체를 구성하고 있는 요소인 정(精)·기(氣)·신(神)·혈(血)이 소모되어 가는 과정이다. 21세에서 40세

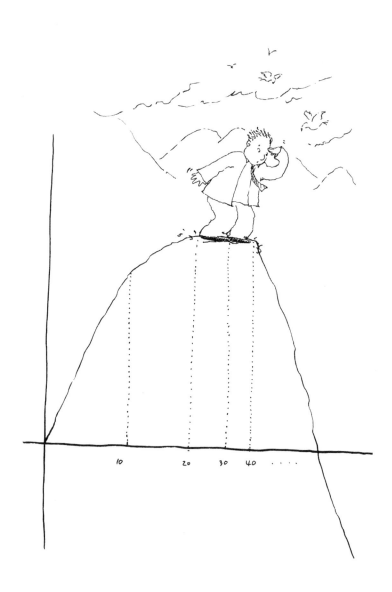

10   20   30   40 . . . . .

의 청장년기가 될 때까지는 인체 구성요소의 활동성이 소모성보다 우세하기 때문에 생명이 뻗치는 것처럼 보이나 41세부터 시작되는 장년기를 넘어서면 소모성이 두드러지기 시작한다. 나이가 들면서 과로와 성행위로 '정'이 소모되고, 이런저런 생각과 고민을 많이 함으로써 '신'이 손상된다. 그 과정이 누적되면서 '기'가 줄어들며 점차 인체의 체액성분인 '혈'도 말라가는 것이다. 그 정점이 40세라고 보았다.

스포츠의학적 측면에서도 20대 이전에는 평소 별다른 훈련이 없더라도 크게 차이가 나지 않던 운동기능은 40대에 이르러 그간의 병력, 운동경험, 직업 등에 따라 운동 능력은 물론 체력과 생리기능에까지 차이를 나타낸다. 연구결과에 의하면 폐활량, 배근력, 악력 등이 그다지 차이가 없음에도 불구하고 제자리 높이뛰기, 엎드려 팔굽혀펴기, 공던지기, 사이드스텝, 오래달리기 등에서는 마음만 앞설 뿐 트레이닝 여부에 따라 커다란 개인차를 나타내었다.

건강한 대한국민을 만들기 위한 40대들의 분발을 촉구한다. 40대들이여, 당장 오늘부터라도 운동을 시작합시다.

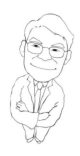

몸관리가 필요한 40대

한의학에서 볼 때 40대 남자는 죽음으로 가는 고갯길을 넘어서는 중요한 터닝포인트(고비)에 서 있다.

5×8(40)세부터 신기(腎氣)가 쇠하기 시작하여 화려하던 근육과 뼈의 왕성함이 없어지고 피부나 얼굴의 화색이 사라질 뿐만 아니라 안면이 마르고 모발이 희어지기 시작하는 쇠락의 계절이 시작된다.

게다가 하루에 한 번은커녕 일주일이 가도 숨이 턱에 찰 정도로 뛰거나 달릴 기회가 없고 큰 소리로 웃거나 얼굴이 구겨질 정도로 웃을 일도 점차 줄어든다. 사회적으로나 가정적으로도 가장 바쁘고 그만큼 많은 스트레스에 시달리다 보니 마음은 20대이지만 몸은 60대인 남성들이 점차 늘어나고 있다.

직장에서의 업무량이 늘고 출장이 잦아지면서 회사나 외부에서 자는 일도 빈번해지는데 집에서 잘 때의 편안한 숙면이 안 되어 자는 시간이 늘어도 피곤해진다. 또한 식사시간이 잘 지켜지지 않고 집에서 먹는 일정한 음식보다는 바깥에서 먹는 일이 많아지면서 음식의 내용이나 양이 일정하지 않고 술자리가 잦아지고 과음과 과식으로 이어진다.

그런데 스트레스나 과로에 시달리고 운동이 부족해지면서 인체 내에 근육의 양이 줄고 체지방이 늘면 체형만 '아저씨'로 바뀌는 것이 아니라 혈관에도 지방과 섬유조직이 달라붙으면서 좁아져 혈액공급이 원활하지 않게 된다.

특히 심장의 근육에 혈액을 공급하는 관상동맥이 좁아지거나 탄력성이 떨어지면 동작이 빨라지거나 뛸 때 충분한 산소공급이 안 되어 협심증이나 심근경색이 발생하게 된다.

이럴 때 마음만 20대인 40대가 갑자기 운동을 하다 쓰러져 사망하는 일이 발생하는 것이다. 심지어 늘 운동하던 사람이라도 겨울철에 갑자기 운동량을 늘리거나 과격한 운동을 무리하게 장시간 지속하다보면 심장에 과도한 부담을 주게 된다.

최근 열렸던 국내 마라톤 대회에서 참가자가 쓰러진 것이나 얼마 전 일본 황족이자 만능스포츠맨으로 알려져 있던 일본축구협회 명예총장의 사망도 그 한 예에 속한다.

사정이 이러하니 2000년 전의 그 옛날 책《황제내경》에도 심장에 병이 나지 않으려면 먹는 것을 절제하고, 자는 것을 일정하게 하며, 쓸데없이 과로하지 말라고 경고하고 있는 것이다.

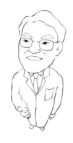

체력·건강상태 체크 후 운동

새해가 시작되면 한번쯤 자신의 건강에 대해 돌이켜보게 된다. 동시에 늘 후회하고 새로운 결심을 하게 되는 시기이기도 하다. 새해에는 꼭 운동이라도 해야지 하고.

의사나 운동전문가가 아니라도 나이들수록 운동이 건강에 좋다는 것은 상식이다. 하지만 대부분의 일반인들은 운동이라면 소시적(?)의 체력 상태만을 생각하여 어느 날 갑자기 무작정 뛰거나 아령을 들기 시작한다. 아닌 게 아니라 불과 몇 년 전만 하더라도 운동수단이라고는 학교 운동장이나 집에서 만든 돌역기에 나무 받침대가 전부였다고 해도 과언이 아니었다.

그러나 시대의 변화와 더불어 운동의 패턴도 급격하게 변했다. 이제는 운동도 약을 먹듯 처방받는 시대가 된 것이다. 운동처방(exercise prescription)의 원리에 따르면 어떤 연령대든지 다 맞는 운동은 없으며, 아무 운동이나 함부로 해서도 안 된다. 조심스럽고 잘 조절된 상태에서 운동능력에 관한 검사를 질병 검사와 함께 받고 자신의 체력과 질병에 알맞은 운동의 종목, 운동량, 운동의 세기, 운동의 횟수를 지시받아야 한다. 그만큼 운동도 세분화, 전문화되고 운동을 통한 치료도 발달되었다.

나이가 들수록 운동을 시작하기 전에 운동부하검사가 반드시 필요한 이유는 운동 중에 발생할 수 있는 중풍 등의 뇌혈관 장애나 부정맥, 협심증, 심근경색 등의 심장질환 및 대동맥 협착, 운동성 고혈압 등으로 갑자기 사망하는 돌연사(sudden death) 증후군을 미리 밝혀내고 예방할 수 있기 때문이다. 이와 함께 실시되는 비만도 검사, 심장 및 폐기능 검사, 혈액과 소변검사 등의 의학적 검사로 인해 그야말로 성인병 종합검진이 될 수 있어 더욱 정확하게 건강을 예측할 수 있게 되었다.

새로 운동을 시작하려고 결심하신 분들이라면 괜히 시작한 운동이 과하여 몸에 무리가 되지 않도록[不妄作勞] 반드시 운동부하검사를 받아보고 자신의 체력과 건강상태에 맞는 적정 운동 수준을 알고 시작해야 겠다. 바야흐로 운동도 전문가 시대이다.

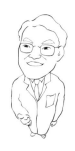

'배둘레 햄' 몸매는 건강의 적신호

　나이가 들면서 비교적 건강하시다는 어른들의 자부심 가운데 하나는 당신의 체중이 평생 한결같다는 것이다. 요란스럽게 별다른 운동은 안 해도 먹는 것 조절과 체중 관리로 건강을 유지하고 계신다고 한다. 송년 모임에서 만난 선배님들은 갑작스럽게 체중이 늘거나 주는 것을 병이 왔다는 신호로 알고 체중변화에 늘 주의한다고들 하셨다.

　하지만 나이가 들면서 젊은 시절부터 지속적으로 근력운동을 해 오신 분들이 아니라면 그 옛날의 근육량과 근육 긴장도를 유지할 수 없게 된다. 우리 몸에는 세 가지 종류의 근육이 있는데, 팔다리 등의 골격에 부착되어 신체를 움직이는 골격근(skeletal muscle), 위나 소장, 대장 및 혈관의 벽을 구성하는 내장근(visceral muscle), 그리고 심장을 구성하는 심장근(cardiac muscle)으로 구분된다. 대개 서른 살이 지나면서 시작되는 근육의 노화는 이 세 종류의 근육 모두에 오게 된다.

　평활근의 경우 노화로 약해지면 소위 게실(憩室)이라는 주머니가 많이 생기게 되고, 심장근이 노화되면 50세 이후부터 근섬유가 가늘어지

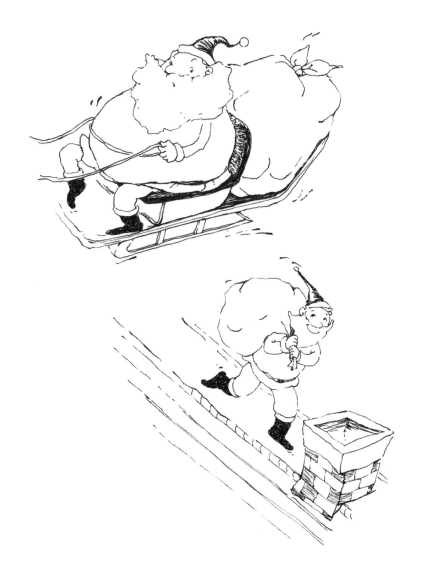

면서 지방과 콜라겐이 쌓이게 되어 심장기능이 약화되지만 체중의 변화에 미치는 영향은 골격근보다 작다.

문제는 골격근인데, 골격근은 노화에 따라 전체 근육량이 줄어들어 30대에 비해 80대에 30% 정도 근육량이 줄어든다. 줄어든 부분은 지방이 대신 들어차게 되는데 같은 부피의 지방은 똑같은 부피의 근육보다 무게가 덜 나가므로 만일 늘거나 줄거나 하는 신체의 외형적인 변화가 없다면 체중은 자연히 줄어들게 된다.

따라서 별다른 운동을 하지 않으면서도 나이가 들어도 똑같은 체중을 유지하기 위해서는 줄어든 근육의 무게에 해당하는 만큼의 체지방 무게가 증가해야 하기 때문에 같은 근육 무게에 해당하는 더 많은 부피를 가진 지방으로 인해 체형이 바뀌어져야만 한다. 만일 나이 들면서 체형이 바뀌지 않으면서도 같은 체중이라면 내장에 축적되는 지방량이 크게 늘어났기 때문이다.

어떤 경우라도 체지방이 늘게 되면 배둘레 햄(?)이 엉덩이 둘레보다 커지면서 비만, 심장병, 당뇨, 관절염 등 각종 성인병을 유발하게 된다. 그래서 넉넉하고 여유로워 보이는 산타클로스 할아버지 체형은 그리 권할 만하지 않다. 선물 배달에 바쁘시더라도 앉아서 편안하게 썰매를 타는 것보다 바삐 걷는 편이 건강에는 더 좋을 것이다.

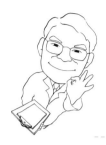

미온 사우나도 길면
뇌빈혈 초래

　국제대회에 참가해보면 선수들이 대회기간 중 훈련의 피로도 풀고 휴식의 한 방법으로 숙소 내의 사우나를 매일같이 이용하는 것을 볼 수 있다. 그런데 제주도에서 개최된 한 국제경기에 참가한 여자 선수가 욕탕에서 쓰러지면서 목욕의 부작용에 대해 주의를 주는 일이 있었다.

　목욕시 탕에 들어갔을 때 혈류는 안정시에 비해 네 배 이상 증가하게 된다. 물의 온도가 체온(섭씨 36.5도)보다 약간 높은 미온욕은 피부 혈관을 확장시켜 혈액이 피부로 몰리게 하고, 내부 장기로 가는 혈류량은 상대적으로 줄어들게 해서 혈압을 낮추고 심장의 부담도 줄어들게 한다. 그러나 물의 온도가 45도 정도로 올라가는 고온욕에서는 오히려 피부 혈관이 수축돼 내장으로 혈액이 모여 혈압이 일시적으로 올라가고 심장에 부담을 준다. 이런 피부혈관의 수축과 혈압의 상승은 냉수욕에서 더 심하게 나타난다.

　따라서 45도 이상의 온욕과 25도 이하의 냉욕을 반복하는 냉온교대욕은 혈관의 탄성을 증가시키고 혈액순환을 원활하게 하는 효과가 있는 반면 심장이나 혈관에는 큰 자극이 되므로 고혈압이나 심장질환을 가진 사람은 당연히 주의해야 한다.

특히 저혈압이거나 과도한 체중조절로 체력이 약해진 사람들은 목욕 시 혈압이 내려감으로써 뇌에 혈액공급이 잘 되지 않아 어지럽고 목욕탕에 오래 있어도 속이 메스꺼움을 느끼게 된다. 따라서 이런 사람들은 목욕 후에 일어서면 혈압이 떨어져 뇌빈혈로 쓰러지기 쉬우니 주의해야 하고, 오랜 시간 목욕하지 않도록 해야 한다.

특히 심한 운동 직후, 식사 직후, 또는 술을 마시고 물에 들어가는 것을 금해야 하며 매일 뜨거운 물로 목욕하거나 사우나를 하는 것도 피해야 한다. 술은 마신 뒤 2시간 이후 또는 깬 다음, 운동과 식사를 하고 나서는 최소한 30분 뒤에 입욕해야 한다. 감기 증세가 있을 때는 미온욕을 하고, 물에서 나온 직후 물기를 닦아 몸이 식지 않도록 한다.

《제병원후론(諸病源候論)》,《본초강목(本草綱目)》 등을 비롯한 한의학의 고전 의서에서도 계절과 지역, 재료에 따라 다양한 물의 성질을 소개하고 이를 마시거나 목욕을 하여 각종 질병을 낫게 하는 방법을 소개하면서 노약자, 음주자, 월경 중인 여자 등에 대한 주의를 환기시키고 있다.

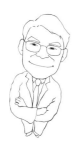

돌연사의 원인
'심근경색증'

40대 남자들에게 가장 많은 돌연사의 원인이 되는 심근경색증 (myocardial infarction)은 심장을 싸고 심장에 혈액과 영양성분을 공급하는 관상동맥이 막힘으로 인해 그 지배영역의 심장근육이 썩어 심장부에 심한 통증을 일으키는 병이다.

그 주요 원인인 관상동맥경화증은 관상동맥 내의 지질과 섬유조직이 부분적으로 누적되어 혈관을 좁게 만들고 지방층이 20년에서 40년 이상의 오랜 시간이 지나면서 섬유성으로 응고되어 구부러진 관상동맥과 그 가지부분에서 갑작스런 심근 허혈이나 좌심실 기능부전을 유발한다. 심근조직에 60분 이상 허혈이 계속 진행되면 돌이킬 수 없는 세포손상과 세포괴사의 원인으로 심근경색에 이른다.

미국의 경우 매년 150만 명 이상이 심근경색증에 걸리고 그 중 대략 50만 명, 즉 3분의 1이 사망한다고 한다.

이는 심하게 오랜 시간 가슴의 불쾌감이나 압박감이 있고 통증이 팔이나 등·목으로 퍼지며 종종 식은땀·오심·구토가 발생한다. 통증과 함께 발작성으로 쇼크 또는 허탈에 빠져 특유의 심전도를 나타내고 무리를 하면 변화된 조직이 파괴되어 사망하게 된다.

심근경색 환자들은 정상치보다 50~70%나 적은 유산소운동 능력을 갖고 있는데, 이는 말초조직에서 산소 이용이 감소된 것이라기보다 좌심실의 수축감소로 심박출량이 감소되고 산소 전달능력이 감소되어 생긴다. 운동 중 수축기 혈압반응이 감소되어 운동성 저혈압이나 협심증 증상이 나타나고 심박수 증가가 제한되므로 심한 운동은 피해야 한다.

한의학에서도 이와 유사한 증상들을 설명하고 있는데, 심장의 혈맥이 막혀 통하지 않아서 발생되는 '심비(心痺)'는 양기(陽氣)가 부족하거나 탁한 담(痰)이 혈맥 내를 막아 기(氣)가 소통되지 않게 되어 심장의 통증을 발생시킨다. 또한 심장의 박동이 빨라지고 별다른 이유없이 벌렁거리면서 정신의 피로와 숨이 찬 증상을 호소하게 된다.

더욱이 고량진미를 좋아하는 사람들은 그 독이 심장경락으로 들어가 시간이 오래 되면 딱딱하게 굳어지는 '심경정(心經疔)'이 발생하게 되는데 정신이 혼미하여 이를 악물고 입을 열려고 하지 않으며 손발이 뻣뻣해지면서 눈을 감고 말을 못하거나 구토가 그치지 않는 등의 증상이 나타나게 된다.

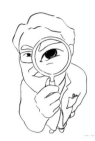

심근경색 환자의 '돌연사 예방법'

　인기 야구해설가 A 씨가 심근경색으로 수술을 받은 적이 있다. 그의 발병원인으로는 술이나 담배, 고열량 식사, 체지방 증가를 들 수 있겠으나 평소 운동부족이 더 큰 문제였을 것이다.

　이미 심근경색증을 갖고 있는 사람이 운동을 지속적으로 하면 최대 산소소비량이 20% 이상 증가하게 되고, 그 환자가 할 수 있는 최대한도에 가까운 일이 주어졌을 때의 심근 산소요구량이 감소하게 됨으로써 평상시 협심증 증상이 줄어들게 된다.

　또한 운동을 할수록 체지방, 총 콜레스테롤, 중성지방, 저밀도 지단백 콜레스테롤(LDL-C)이 감소하고 콜레스테롤 제거 효과를 가진 고밀도 지단백 콜레스테롤(HDL-C)이 증가하며 행복감과 자기만족감이 개선되는 결과를 가져온다.

　심근경색증으로 혈관확장수술을 받아 본 사람들은 알겠지만 수술 후 장시간의 침상 생활에서 오는 요통과 무기력을 겪게 된다. 수술 직후 안정을 취하는 동안 힘들더라도 침대에서 간헐적으로 일어나 앉거나 일어서서 화장실을 왔다갔다 하는 등의 간단한 동작을 반복하는 것은 더 악화되지 않도록 하기 위한 시발점이 되는 것이다.

그 후 환자가 회복되어 가는 상태를 보아가며 붙박이용 자전거, 앉아서 노젓기, 계단오르기 등의 율동적으로 큰 근육그룹을 움직이는 운동을 신체적 조건에 맞게 단계별로 실시한다. 가볍고 적당한 저항성 운동은 심장질환자들에게 근력과 지구력의 개선을 위해 안전하고 효과적이므로 권장되고 있다.

운동의 강도는 일반적으로 환자 최대심박수의 40%에서 시작하여 85%까지, 운동의 빈도는 일주일에 적어도 3일, 그리고 운동지속시간은 20~40분간 계속적으로 하거나 인터벌 운동이 좋으며 준비운동과 정리운동은 대략 10분 정도로 한다.

심장병의 증상에 따라 여러 가지 탕약을 처방해 놓은 한방 고서에도 급성기에는 마찰법이나 호흡법과 함께 심장에 관한 운동[心臟 導引法]을 실시할 것을 권하고 있다.

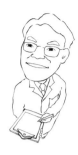

운동으로 인한 좌심실의 변화

모든 장기의 임금[君主之官]인 심장은 자기 주먹만한 크기의 근육 주머니로 두 개의 심방과 두 개의 심실로 되어 있다. 정맥과 연결되어 있는 심방은 심장으로 들어오는 피를 받는 곳이며, 동맥과 연결되어 있는 심실은 피를 몸의 각 부분으로 보내는 곳이다.

이 중 좌심실은 혈액을 온몸으로 내보내는 곳으로 두꺼운 벽을 가지고 있는 심장의 가장 강력한 공간이다. 좌심실은 앉아 있거나 서 있을 때 하지에 혈액을 저류시키도록 작용하는 중력의 효과를 이겨낼 수 있을 만큼의 충분한 힘으로 수축해야 하는데, 좌심실의 이와 같은 강력한 펌프력은 바로 심방이나 우심실에 비하여 근육의 벽이 더 두껍기 때문이다.

심장근육을 총칭하는 용어를 심근(cardiac muscle)이라고 한다. 운동을 하면 신체를 이루고 있는 근육인 골격근만 발달되는 것이 아니라 심근도 발달된다. 이 심근의 두께는 심장과 심실의 벽에 직접적으로 가해지는 운동 부하의 종류에 따라서 달라진다. 매일 지속적으로 운동을 하는 사람 또는 선수들의 심장은 일반인들에 비해 커져 있으며 이를 '운동성 심장(sports heart)' 이라고 한다.

한때는 운동으로 인한 심장비대가 물의를 일으키기도 했다. 당시의 의사들은 심장이 커지는 것을 항상 병적인 것으로 생각했기 때문이다. 하지만 지금은 이 같은 심장비대를 장기간의 트레이닝에 의한 정상적인 적응상태로 인정하게 되었으며, 가장 힘든 일을 하고 있는 좌심실에서 가장 큰 변화가 일어난다는 것이 밝혀졌다.

이는 웨이트 트레이닝 때에 발생하는 높은 혈압에 의한 부하를 극복하고 수축하기 위하여 심장근육이 그 크기를 늘려서 수축력을 증가시킴으로써 보상하게 되거나, 지구성 훈련을 하게 되면 혈장량의 증가로 인해 좌심실의 확장말기 용량이 커지면서 좌심실 용적을 증가시킴으로써 이에 적응하는 것이다.

심장초음파나 MRI 등을 이용하여 보디빌딩 선수와 고도로 단련된 지구성 선수의 심장용적, 좌심실 근육무게, 좌심실 확장말기 직경, 좌심실 중격과 후벽 두께를 살펴본 연구에서는 좌심실의 중량이 유사하게 큰 결과가 나타났다.

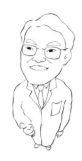

건강한 심장에
건강한 정신이 깃든다

인체 생리학적인 면에서 살펴보면 심장이 활동함으로써 혈액을 통하여 온몸에 영양분을 배급하고 산소를 공급하여 체온을 유지하고 모든 삶의 동력을 제공하게 된다. 또한 그 대사에서 나온 찌꺼기를 다시 운반해서 몸 밖으로 배설한다. 즉 탄산이 많은 혈액을 폐에 보내서 산소와 바꾸어 오고, 소변이 될 성분은 신장으로 보내서 걸러내게 하는 것이다.

이러한 심장의 형태와 기능에 대하여 동의보감에서는 피어나지 않은 연꽃 같고, 가운데에 일곱 개의 구멍[七孔]과 세 개의 깃털[三毛]이 있으며 3홉의 정미로운 액체[精汁三合]가 들어있다고 기록하고 있으며, 천진지기(天眞之氣)를 이끌어가는 정신이 들어있는 집[神之宇]으로 정신활동을 주관한다고 하였다.

이렇듯 한의학에서는 심장이 단순히 혈액순환의 기능만 하는 것이 아니라 정신활동도 주관하고 있는 것으로 보았다.

따라서 심장활동이 건전한 사람은 정신도 건전하고, 심장이 약한 사람은 정신적 활동도 부진하며, 정신적으로 불안정한 사람은 심장의 활

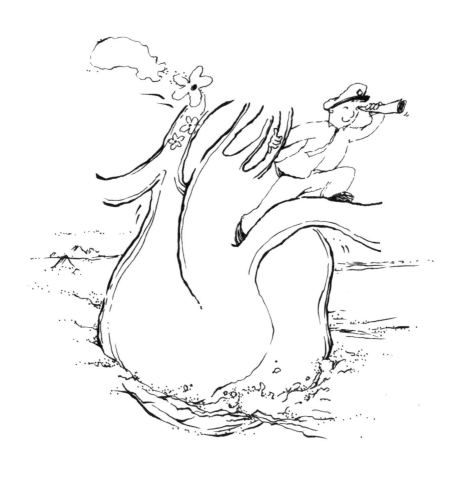

동에도 반드시 변조를 보이는 것으로 설명하고 있다.

　한의학에서도 뇌를 모르는 것이 아니다. '뇌는 척수의 바다[腦爲髓之海]' 라고 하는 것은 뇌가 신경의 중추라는 것이고, '머리는 정신이 밝은 곳[頭者精明之府]' 이라고 하는 것은 정신 작용이 머리와 관계가 있다는 것을 밝히는 말이다.

그럼에도 불구하고 심장을 모든 장기의 임금[君臟]이라고 한 것은 심장을 인체의 정신을 주관하는 인체활동의 중심체로서 인체를 주재하는 것으로 보아 몸이 유지할 수 있느냐 없느냐와 강하냐 약하냐가 심장에 달려있고, 기쁘고 슬프고 노하고 근심하는 모든 감정의 움직임이 심장에 달려있다고 판단하기 때문이다.

그러므로 감정의 변동으로 인한 생리적 변화를 느끼는 부위가 가슴, 즉 심장 부위이며, 과도한 정신적 스트레스로 인한 증상과 징후(화병, 심장병)가 나타나는 곳 또한 심장이 되는 것이다.

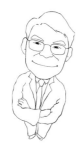

스트레스 해소에는 '운동이 보약'

박세리, 박지은, 김미현, 한희원 등 많은 한국의 낭자들이 미국 LPGA에서, 그리고 최경주가 PGA에서 우승을 하여 한국인의 저력을 과시하고 있다.

필자가 근무하는 대학에서 한국사를 가르치고 계시는 교수님의 한국 골프역사 연구에 의하면 이 땅에서 골프가 처음 시작된 것은 조선시대 '격방(擊棒)'이라는 놀이를 통해서였다고 한다. 이 연구에 의하면 한국 골프의 기원은 구한말이 아니라 이미 14세기말인 고려말에 중국 원나라에 파견되었던 사신들에 의해 도입되어 타구(打毬) 또는 격구(擊毬)로 불리다가 조선왕조를 개창한 태조 이성계에 의해 지금의 골프 형태인 장치기 격방으로 궁중에서 처음 행해졌다는 것이다.

이 놀이는 편을 나누어 모양과 색깔에 따라 명칭이 각기 다른 여러 종류의 곤방이란 채막대기를 이용하여 약 45m(60보)에서 75m(100보) 정도의 간격으로 있는 여러 개의 구멍에 몇 번 쳐서 물소가죽으로 만든 공을 넣는가에 따라 매겨진 점수를 합하여 20점이 나면 승부가 끝나는 것으로 하였다고 한다.

필자의 관심은 왕들이 격방에 열중하게 된 이유가 질병 때문이라는 것이었는데, 《정종실록(定宗實錄)》에 의하면 "평소 마음속의 번민으로 잠을 자지 못하고 왕위에 오른 이후로 병이 생겨 마음이 무겁고 기운이 없으며 날로 야위어질 뿐만 아니라 평소 산을 타고 말을 달리던 습관이 있었으나 앉아만 있게 됨으로써 반드시 더 큰 병이 될 것이므로 격구하는 놀이를 하여 기운과 몸을 기르는 것이다"라고 설명하였다고 한다.

따라서 격방은 조선시대에 궁궐밖 출입이 자유롭지 못했던 국왕의 건강관리와 신체활동 내지는 유희의 수단으로 도입되어 조선초기 왕실체육의 하나로 자리잡게 되었던 것이다. 예나 지금이나 스트레스에 대한 적응력을 높이고 공격적 감정들을 해소하는 데 가장 좋은 것으로 운동만한 것이 없는 셈이다.

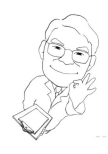

정신건강과 운동

　과도한 정신적 스트레스에 대한 적응 능력을 높이고 공격적이고 파괴적인 감정을 해소하는 적극적인 방법으로 가장 좋은 것이 운동이다. 운동은 생체 내의 본능적인 경계 반응을 완화시켜주고 긴장된 근육을 풀어주며 정신적 이완과 원기를 찾는 데 도움이 된다. 또한 자신감을 증대시키고 압박감이나 우울감에서 벗어나는 데에도 크게 효과가 있다. 따라서 운동은 정신적 긴장의 강도를 줄이고 감정적 회복시간을 단축시키며 스트레스로 인한 정신과적 질환, 심장질환 등 각종 질병을 방어하는데 큰 도움이 된다.

　하지만 바쁘고 조급한 현대인의 일상생활에서 힘들고 귀찮으며 시간이 많이 걸리는 운동은 하든 안 하든 그 자체가 스트레스가 된다. 그러므로 시간은 없는데 운동을 해야 한다는 정신적 압박에 시달리는 사람이라면 차라리 집에서 정성껏 하는 맨손체조나 줄넘기, 기공, 깊게 하는 복식호흡, 명상 등이 좋으며 계단 걸어 오르내리기, 활기차게 걷기 등 운동량이 될 만한 일상활동을 될 수 있으면 많이 하기를 권한다.

정신건강에 좋은 운동은 등산, 조깅, 수영 등 개방된 자연공간에서 할 수 있는 비경쟁적인 운동 종목이 좋으며, 자신의 성격이 내향적이냐 외향적이냐에 따라 적성에 맞는 것을 선택하면 된다. 하지만 운동의 긍정적인 효과를 극대화하기 위해서는 가능한 한 목표를 구체적으로 설정하고 점차 강도를 높이면서 규칙적으로 장기간 실시해야 한다. 이때 무엇보다 중요한 것은 무리하지 말라는 것과 운동에 재미를 느낄 수 있어야 한다는 점이다.

최근 운동은 우울증과 같은 정신질환의 치료에도 사용되고 있다. 정신질환자에 대한 운동처방은 운동처방의 일반적인 원리와 같다. 그러나 복용하는 약물에 따라 운동에 대한 대사와 심폐반응이 다르게 나타날 수 있으므로 운동검사나 운동프로그램을 수행할 때 의사나 검사자의 사전 허락 없이 복용하는 것은 위험하며, 운동효과나 부작용을 주의 깊게 관찰하여야 한다.

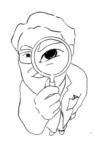

우울증?
운동으로 날려버려

'지금살자(자살금지를 거꾸로 한 말)' 운동이라도 벌여야 할 판이다. 하루 평균 36명이라는 경찰청 통계처럼 최근 자살이 유행처럼 번지고 있다. 핑계 없는 무덤이 없듯 사연도 가지가지지만 가장 근본적인 원인은 죽음에 이르게 하는 병, 우울증이다.

한의학에서의 심신증(心身症)인 칠정상(七情傷)에서도 설명하고 있듯이 우울증은 괜히 슬퍼지거나 불안해지기도 하면서 의욕이 없어 무슨 일을 해도 재미가 없고 만사가 귀찮아진다. 그러나 자신의 의지로도 어쩔 수 없는 가장 흔한 정신장애가 바로 우울증이다. 보통 성인 열 명중 한 명이 일생 동안 한 번 이상의 우울을 경험한다. 하지만 신체에 나타나는 증상은 그야말로 다양하며 기간도 한 번 급성적으로 나타나기도 하고 주기적으로 반복되기도 하는 등 개인에 따라 다르다.

원인도 다양하고 종류도 많지만 대개 활동량이 줄고 운동을 하지 않으려 한다는 점은 일치한다. 바로 그 때문에 운동이 좋은 치료제요, 예방법이 될 수 있다는 것이 필자의 생각이다. 더욱이 최근 들어 우울증을 뇌의 질환으로 보고 뇌에서 농도가 떨어진 신경전달물질을 복용케 하고 있는데, 연구결과 운동이 바로 그 신경전달물질의 대사작용에 영향을 미친다는 것이 밝혀졌다.

단기간의 과도하고 강한 운동 트레이닝이 긴장과 불안을 유발시킬 수 있음에 반하여 최소 16주 이상의 규칙적인 장거리성 운동은 인지적 기능이 상승함과 동시에 뇌에서 분비되는 신경전달물질인 세로토닌과 노어에피네프린의 변화에도 영향을 미쳐 운동치료로서의 효과가 나타난다고 보고하고 있다.

80편 이상의 논문을 분석한 연구결과는 우울증세가 있는 사람들에게 동기부여를 명확히 해주고 적절한 운동을 시키면 우울증세를 감소시킬 뿐 아니라 치료효과를 얻을 수 있다고 하였다. 보다 구체적으로 설명하자면 운동은 운동장소의 여부를 막론하고 우울증 감소에 효과가 있지만, 그 중에서도 집에서 운동하는 것이 심리적으로 가장 효과가 큰 것으로 나타났다. 그리고 상태적인 것보다 특성적인 우울증에 더 효과적이었고, 연령층은 25~64세에서, 성별로는 여성보다 남성이, 운동기간은 21~24주 했을 때 효과가 가장 컸다.

따라서 우울증을 감소시키는 가장 좋은 조건은 즐거운 마음으로 원하는 운동을 하되 규칙적인 유산소성 운동을 장기적으로 실시함과 동시에 심리치료를 함께 하는 것이다. 그까짓 우울증, 운동으로 날려버리자.

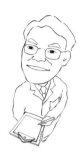

홧병

흔히 의사들은 소설책을 잘 읽지 않는다고 한다. 시간도 없고 전공서적 읽기도 바빠서라고 이해하겠지만 실은 진료실에는 소설보다 더 기가 막힌 드라마가 기다리고 있기 때문이다. 그런 대표적인 질병 가운데 하나가 바로 홧병이다. 오죽하면 홧병이 한국인에게만 특이하게 잘 나타난다고 해서 미국정신의학회에서 1995년 발간한 〈정신장애의 진단 및 통계 편람 4판(DSM-IV)〉에 'hwa-byung' 이라고 적었을까.

이 책에는 홧병을 문화특유 증후군으로 소개하면서 "이 질환은 한국 민속 증후군의 하나인 분노 증후군으로 설명되며 분노의 억제로 인하여 발생한다. 증상으로는 불면, 피로, 공황, 임박한 죽음에 대한 두려움, 우울한 기분, 소화불량, 식욕부진, 호흡곤란, 빈맥, 전신 동통 및 상복부의 덩어리가 있는 느낌을 가지는 증후군" 으로 정의하고 있다.

홧병의 다른 이름은 울화병(鬱火病)이다. 말 그대로 억울한 감정이 쌓인 후 불과 같은 양상으로 폭발하는 질환을 의미한다. 증상 또한 불의 속성과 같아 얼굴이 불가에 앉은 듯 화끈거리고, 가슴에 불을 올려 놓은 것

같고, 목이나 가슴에 덩어리가 있는 것처럼 답답하여 주먹으로 가슴을 치고 싶고, 머리가 아프면서 어지럽고, 입이 마르고, 소화가 잘 안 되는 등의 신체 증상을 나타낸다. 이때 정신적으로는 우울하고, 불안하며, 신경질이나 짜증이 쉽게 잘 나면서, 죽고 싶은 감정과 사는 재미와 의욕이 없고, 허무하고, 잘 놀래며, 화가 폭발하는 임상증상을 가지고 있다고 보고되고 있다.

화(火)는 한의학에서 자연을 구성하고 있는 다섯 가지 물질인 오행(五行) 중 하나로 열이나 불의 기운을 뜻한다. 일상적인 자연에서 보듯 화는 만물을 따뜻하게 하고 양육하는 작용을 하는 반면, 만물을 태울 수도 있는 능력을 가지고 있으며 인체 내에서는 진액을 말려버리는 성질을 가지고 있다. 화는 한의학의 이론 중에서 매우 중요한 의미를 가지는데, 그에 따라 화를 설명하는 방법도 매우 다양하며 종류 또한 여러 가지이다.

화로 인한 홧병은 첫째, 화는 끓으면서 위로 타고 올라가는 성질을 가지므로 열감이나 답답한 느낌이 나타나며, 증상은 얼굴과 눈, 코, 입 등의 신체 윗부분에서의 상열감으로 자주 나타나게 된다. 둘째, 화는 인체의 진액을 소모시켜서 건조하게 만든다. 목이 말라서 물을 찾게 되거나, 입맛이 깔깔해지고, 대변이 굳고, 소변이 붉어지는 경향을 가지게 된다. 셋째, 화는 심해지면 풍을 유발하고 출혈의 양상을 가지므로 경련이 나타나거나 코피를 흘린다. 또한 화는 정신적인 증상과 연관이 많은데, 인간의 감정은 다양하며 매우 복잡하지만 그 감정이 쌓이면 결국은 화의 양상으로 폭발하게 되는 것이다. 이런 병리기전을 한의학에서는 "감정

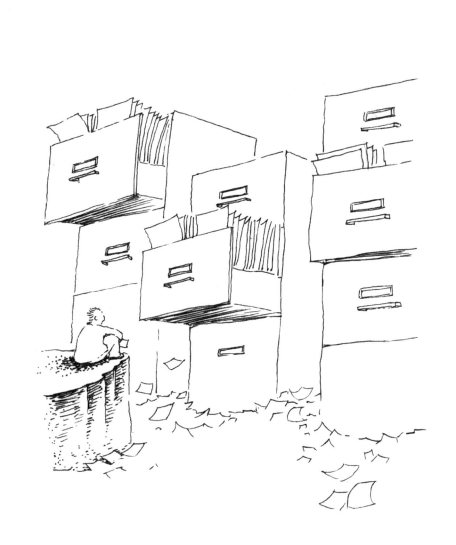

이 쌓인 것이 오래되어 화로 변한다[鬱久化火]"라고 하여, 잠복되는 심리적인 요인이 오래되면 마음의 병이 곧 신체적 질병으로 나타나게 되는 것이라고 설명하고 있다.

한의학의 임상서적에 화로 인한 병의 특성에 관하여, "화로 병이 되면 그 피해가 매우 심하고, 그 변화가 매우 빠르고, 그 증상이 두드러지고, 그 죽음이 매우 갑작스럽고, 그 증상이 매우 많아 일일이 열거하기 어렵다"고 설명한 것을 보면 홧병의 심각성을 쉽게 알 수 있다. 따라서 홧병은 병의 경과를 관찰하는 것 뿐만 아니라 치료에 있어서도 많은 어려움을 가지고 있다.

그런데 문제는 한국의 성인 남성들 대부분이 홧병의 원인이 되는 스트레스나 쌓인 감정의 해소를 술이나 담배 등에 의존하고 있다는 것이다. 평일이나 주말이나 그야말로 불철주야 바쁜 한국의 직장인들은 직장에서는 물론 가정에서도 마음과 몸이 피곤하다. 시간과 사람, 돈에 쫓기고 녹초가 된 직딩(?)들은 쉴 틈도 없이 또 다시 지친 몸을 이끌고 전선으로 나서야 한다.

직장인 스트레스는 직장이 병을 만드는 경우도 있지만, 반대로 자기가 병을 스스로 만드는 경우도 있다. 스트레스란 기본적으로 대인관계에서 파생된 문제이므로 성공하고 싶어하는 직장인일수록 먼저 자신의 성격을 조정하는 것이 필요하며 특히 자신의 행동관리에 힘써야 한다. 또한 생활스타일의 관리가 필요한데, 이를 위하여는 수면과 식사를 규칙적으로 하는 생활리듬의 관리가 무엇보다 중요하다.

일을 통해서만 만족을 얻으려고 하거나 성공에만 승부를 거는 직장인들은 주말이나 휴가기간 중에도 무언가 일을 하지 않으면 못 견디는 생활에서 벗어나 자신의 정신을 이완시키는 방법을 모색해야 한다. 가정생활, 사회생활, 예술 및 문화활동, 그리고 종교적 생활 등은 업무와는 다른 만족을 얻을 수 있는 근원지로, 정신적으로 중요한 보상을 얻을 수 있다.

어쨌든 고요, 안정, 만족 등은 불을 치료할 수 있는 물의 역할을 하게 되지만 분노, 초조, 긴장 등의 심리적 상태와 더불어 술, 담배, 커피 같은 기호식품은 불의 성질을 띠어 홧병에는 그야말로 불난 데 기름붓는 격이 되므로 마땅히 절제되어야 한다.

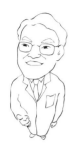

준비운동
우습게 보지말라

우스갯소리처럼 들리겠지만 명절에 음식장만하는 일을 하기 전에도 준비운동이 필요하다.

명절증후군으로 불릴 정도로 여자들의 일이 많아 우울해지고 전신의 통증을 호소하는 이유는 대부분 갑작스러운 과로가 원인이다.

몇 시간씩 같은 자세로 전을 부치고 산적을 만들다보면 어느새 허리도 아프고 팔도 뻣뻣해져 온다. 이런 일들을 공장의 사업장에서 하는 작업이나 운동장에서 하는 경기라고 보면 음식장만이라는 노동을 시작하기 전에 몸을 푸는 체조라도 해야 하는 것이 당연하다.

준비운동은 영어로 warming-up이라고 하는데, 말 그대로 몸은 따뜻하게 해야만 보다 효율적이고 안전하게 높은 수준의 움직임이 가능해진다. 최적의 동작을 수행하기 위해서는 근육내의 온도상승이 필요하며 이를 위해서는 몸 안의 내장 온도, 즉 중심온도가 상승해야만 한다.

스트레칭, 조깅, 체조 등으로 근육의 온도가 올라가게 되면 근육의 수축과 이완이 원활하게 이루어져 갑작스러운 동작에도 잘 적응할 수 있으며, 신경근육의 속도가 증가될 뿐만 아니라 길고 짧은 작업의 유형에 맞는 필요한 타입의 근섬유 충원이 빨리 이루어진다. 또한 이전에 작업을 하던 감각이나 속도를 되살리는 신경근육기억(neuromuscular memory)이 활성화되도록 해 준다.

한의학에서도 오래 보고 있으면 혈을 손상하고[久視傷血] 오래 누워 있으면 기를 상하며[久臥傷氣] 오래 앉아 있으면 기육을 상하고[久坐傷肉] 오래 서 있으면 뼈가 상하며[久立傷骨] 오래 다니면 근육이 손상받는다[久行傷筋]는 것을 다섯 가지 과로로 인한 질병[五勞所傷]이라고 하여 갑작스러운 과로 때문에 기혈이 소모되고 근육이 손상을 받아서 질병이 발생하는 것을 경계하였다.

운동장이나 작업장에서 모두 모여 준비운동이나 준비체조를 하는 것은 운동이나 작업을 위해 몸과 마음을 준비하는 것이다. 이런 준비운동은 운동행위나 작업 자체를 도와줄 뿐만 아니라 운동이나 작업 중에 발생할 수 있는 상해를 예방하는 지름길이다.

따라서 구강이나 직장온도가 섭씨 2도 정도 상승되어 땀이 나고 숨이 차야 운동을 위한 준비가 되듯이 일하기 전에 모두 둥글게 모여 서서 맨손체조도 하고 스트레칭도 해서 몸이 데워지도록 하자. 거기에다 시어머니와 며느리가 서로 등을 대고 서서 반대편으로 구부려서 전신을 쭉 펴주기라도 한다면 힘든 명절도 '하하호호' 하며 가뿐하게 지나갈 수 있을 것이다.

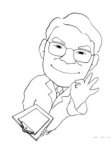

퇴행성 문명병 고혈압, '화' 잘 다스려야 낫는다

고혈압은 문명병인 동시에 퇴행성 질환이다. 그래서 대도시에 살수록, 학력이 높은 사무직일수록, 남자일수록, 나이가 들수록 혈압이 높아질 확률이 높다.

물론 뚜렷한 질병이 없이도 생기는[本態性] 고혈압의 원인은 날 때부터 타고났다거나 체질적이라거나, 스트레스를 많이 받거나 살이 많이 찌거나 신경을 많이 쓰거나 해서 그렇다거나, 추위와 날씨 탓이라거나, 혈관 근육의 운동 때문이라거나 하는 등의 다양한 학설이 제기되어 입증되고 있어 한마디로 단정할 수는 없는 실정이다. 또 사실은 지금까지 알려진 것보다 모르는 것이 더 많기도 하다.

한의학에서는 이러한 초조, 긴장, 수면부족, 욕구불만, 과음, 과식, 특히 과도한 육식이나 영양 과잉 등의 요인들이 몸에 열기[火]를 발생시키고, 이것이 나이가 들면서 생기는 신체 기능의 허약[陰虛]이나 지나친 항진[陽亢]과 함께 고혈압이 되게 하는 원인이 된다고 보고 있다. 그래서 화를 잘 다스려야 한다고 말한다.

최근 미국 보건당국에서는 정상 혈압의 기준을 이전의 수축기 혈압 130 이하 확장기 혈압 85 이하에서 각각 120 이하와 80 이하로 한다고 발표했다. 흔히들 일반적으로 알고 있는 세계보건기구(WHO)가 정한 수축기 혈압 140 이하 확장기 혈압 90 이하보다 훨씬 더 기준이 엄격해진 것은 심장이 확장하고 있을 때의 혈압이 85 정도일 때도 80 이하일 경우에 비하여 고혈압의 합병증이 발생할 가능성이 더 크기 때문이다. 따라서 확장기 혈압이 80을 넘어서기 시작하면 일단 혈압에 관심을 갖고 주의하기 시작해야 한다는 뜻이 된다.

더욱이 고혈압의 치료로는 가장 손쉬운 약물요법 외에 뚜렷한 대안이 없다. 그래서 먹고 활동하고 자는 것을 잘 해야 한다는 생활요법(비약물요법)이 매우 중요한 의미를 갖는다. 그 중에서도 규칙적인 운동은 고혈압이 심장 기능의 저하나 혈관의 퇴행성 변화에 의해서 발생한다는 점에서 반드시 실시되어야 할 가장 중요한 치료법이다. 뿐만 아니라 부작용이 많아 의사의 검진과 처방이 필요한 약물처럼 운동 또한 반드시 전문가의 운동능력검사와 운동처방을 통해 안전하고 적절한 운동프로그램을 처방받아야 한다.

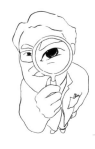

중풍이란

중풍은 뇌졸중이라고도 하며 영어로 CVA(cerebrovascular accident) 또는 Stroke로 표기한다. 중풍의 '바람(風)에 맞았다(中)'나 뇌졸중의 '뇌(腦)가 갑자기(卒) 맞았다(中)'라든지, 증후(syndrome)나 질환(disease)이 아니라 stroke나 accident의 '갑자기 후려친다'라는 용어의 뜻에서도 알 수 있듯이 이 질병은 교통사고처럼 갑작스럽게 오는 치명적 내지 심한 심신장애를 가져오는 것이다. 이러한 중풍은 뇌혈관이 막혀서 발생하는 뇌경색과 뇌혈관이 터져서 발생하는 뇌출혈로 크게 구분할 수 있다. 뇌경색(뇌경화증)은 다시 뇌동맥에 혈전이 막혀 발생하는 뇌혈전증과 승모판협착증이나 부정맥 등의 심장병에 의한 뇌전색증으로 나누며, 뇌출혈(뇌일혈)은 고혈압에 의한 뇌실질내출혈과 동맥류파열에 의한 지주막하출혈로 구분할 수 있으며, 그 외에 뇌의 혈압이 갑자기 높아져서 발생하는 고혈압뇌증이나 젊은 사람들에게서도 많이 발생하는 일시적인 뇌순환 부전증인 일과성 뇌허혈발작증도 넓은 의미의 중풍에 속한다.

중풍의 원인 중 가장 높은 것은 고혈압이나 동맥경화증을 방치했을 경우이며, 고지혈증, 당뇨병, 관절염으로 인한 경우도 많다. 부정맥, 심장판막증 등의 심장질환에서는 나이든 사람들뿐만 아니라 젊은 사람에게도 똑같이 중풍이 오므로 주의하여야 한다. 그리고 젊은 여자 중에서는 먹는 피임약을 과다복용하면 중풍의 위험이 증가될 수 있으며, 통계적으로 담배를 많이 피우거나 폭음, 폭식하는 비만한 사람에게 발생가능성이 높다. 그 밖의 위험인자로는 지나친 걱정이나 근심 때문에 생기는 스트레스, 저돌적이며 급한 성격, 평소의 운동부족 등을 들 수 있으며, 때로는 지나친 운동이나 목욕으로 땀을 많이 흘렸을 때 발생하기도 한다.

중풍이 발생하기 전에 나타나는 전조증상은 갑작스럽게 한쪽 얼굴, 팔, 다리 등에 힘이 빠지거나 저린 느낌이 오면서 말을 못하거나 못 알아듣거나 혹은 발음이 어둔해진다. 또는 한쪽 눈의 시력이 나빠지고 침침해지거나 시야의 한쪽 부분이 잘 안 보이기도 한다. 평소 두통이 없던 사람이 갑자기 머리가 아프거나 혹은 평소와는 다른 두통의 양상이 나타난다. 갑자기 어지럽다거나, 한쪽으로 자꾸 쓰러지게 되며 갑자기 침이나 음식물을 흘리거나 반복적이고 반사적인 구토가 나타나면서 의식장애를 가져오게 된다.

일단 중풍이 발생하여 증상을 나타내면 구급차가 올 때까지 우선 환자를 편안한 곳에 눕히고 넥타이, 혁대 및 꽉 조이는 의복 같은 것을 벗겨서 숨을 잘 쉴 수 있게 하면서 환자가 심리적으로도 안정을 취할 수 있도록 하는 일이 중요하다. 의식이 좋지 않다고 몸을 흔들거나 뺨을 때려서 정신을 차리게 하려는 시도는 만약 뇌출혈이 있으면 이로 인하여 더욱 출혈을 조장할 수 있으므로 절대로 하지 말아야 한다.

의식이 나쁠수록 혀가 목구멍으로 말려들어가는 경우가 많으므로 어깨 밑에 얇은 방석 등으로 목이 신장되고 아랫턱을 위로 올리는 자세를 취해주거나 혹은 심하게 구토를 할 경우 마비되지 않은 부위가 밑으로 가도록 옆으로 돌려 눕혀 숨쉬는 기도를 확보해 주는 것이 가장 중요한 응급처치라고 할 수 있다.

흔히 손끝의 급소부분을 소출혈시켜 주거나 우황청심환을 갈아서 마시게 하는데, 뇌출혈이 심할 경우 지나친 자극은 오히려 혈압을 상승시킬 수 있어 정확한 감별이 필요하며, 연하(嚥下)장애가 있는 경우는 잘 삼키지 못하여 직접 기도로 들어갈 수 있으므로 만약 시도하더라도 혀끝에 약간 발라주는 정도여야 한다.

중풍의 증상은 부위와 정도에 따라 반신불수, 감각이상 및 상실, 언어장애나 발음장애, 구안와사(口眼喎斜), 운동실조, 복시 및 시야결손, 연하곤란, 대소변 조절장애 등으로 다양하며, 정도가 심하여 대뇌의 넓은 부위나 뇌간에 장애가 왔을 경우 의식장애가 나타나게 되는데 곧 회복되지 않는 혼수상태는 예후가 불량하다.

의학적으로 중풍 자체가 사망률이 높은 질환으로, 침범부위가 클수록, 연령이 높을수록 사망률이 높거나 후유증이 심하게 남게 된다. 뇌의 어떤 혈관에 3~5분 만 완전히 피가 통하지 않으면 그 부분의 뇌세포는 회복 불가능하여 못쓰게 되어버린다. 일반적으로 뇌출혈이 뇌경색에 비하여 사망률이 더 높으며 전체 중풍환자의 약 25%가 1개월 내에 사망하고, 50%가 5~10년 이내에 사망한다고 알려져 있다. 그러나 실제로 중풍 자체로 사망하는 경우는 발병 후 10일 이내의 경우이고, 그 이후에는 합병되는 세균 감염이나 혹은 심장이나 폐질환 같은 다른 장기질환의 악화에 의한 것이 많다. 그리고 환자 자신이나 가족들이 병에 대해 적극적으로 대처하는가도 중요한 요소가 된다.

장기적으로 병의 회복과정을 지켜보면 급성기에 살아남은 중풍환자는 1개월 정도 되면 70% 가량이 다른 사람의 도움이 필요한 부축보행이 가능하고, 그것이 호전되어 2개월 정도면 독립적으로 조금씩 보행이 가능하며, 80% 정도는 6개월 이내에 독자보행이 가능하여 혼자 옷을 입거나 용변을 보게 되는 등의 독립적인 활동이 가능해지고, 나머지 20% 미만의 경우에만 병상에서 간호를 받게 된다. 그러나 불행하게도 치료가 아주 잘 되었다 하더라도 운동신경이나 감각신경의 후유증을 거의 다 가지고 있으므로, 80% 이상 기능회복이 되면 육체적 불행보다 건강한 정신을 발휘하여 사회생활 적응훈련에 중점 노력해야 한다.

모든 일에는 원인 없는 결과가 없듯이 중풍에도 반드시 근본원인이 내재해 있으므로 위험한 인자를 제거하는 것이 중요하다. 평상시 절도 있는 섭생활을 유지해야 한다. 지나친 스트레스는 모든 질병의 원인이 되므로 감정의 변화를 조절하고 식생활의 절제가 필요하며 노동이나 운동의 적절함으로 체력을 배양하고 규칙적인 배변습관을 유지하도록 해야 한다.

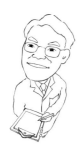

개구쟁이
운동 심하면 말려라

엊그제 어린이날이 지났지만 사실 요즘은 365일이 어린이날이라고 해도 과언이 아니다. 문제는 부모가 아이를 위한답시고 열심히 이것저것 배우게 하지만 체력과 신체구성 요소는 옛날보다 좋아지지 않았다는 데 있다.

최근 교육인적자원부 통계만 보더라도 우리 나라 초등학생들의 체격은 10년 전보다 많이 커졌으나, 체지방이 많아지면서 비만해지고 근력, 근지구력, 순발력, 민첩성, 유연성, 심폐지구력 등의 모든 체력요소들이 떨어졌다.

그러다보니 오히려 소양수(少陽數)인 7이 처음 시작되어 신기(腎氣)가 차오르는 여자아이나 소음수(少陰數)인 8이 시작되어 신기가 실(實)하여지는 남자아이 모두 한창 치아가 새롭게 나고 모발이 길게 자라나야 할 나이에 충치와 부정교합, 치주질환이 생기고 시력이 약화되었을 뿐만 아니라 비염, 축농증과 편도선비대 등의 코와 목질환 및 각종 피부 알레르기 질환을 겪고 있다.

당연히 아이들은 또래와 마음껏 뛰어놀 시간이 필요하다. 그것도 어린이날 하루가 아니라 정기적이고 규칙적인 놀이나 활동, 운동이 필요하다. 그러나 아이들의 운동에는 몇 가지 주의사항이 있다.

우선 너무 오래 운동을 계속하게 해서는 안 된다. 아이들은 운동 강도에 대한 주관적 인지도가 낮아 중등도 강도의 유산소 운동은 힘든 줄 모르고 지속하게 된다. 따라서 20분에 한 번 정도의 쉬는 시간을 가질 수 있게 해야 한다.

그렇게 해야 하는 또 다른 이유는 어린이의 에너지 효율이 낮아 어른보다 체중당 에너지를 더 많이 소모하므로 더 많은 열이 발생하는 데 비해 열 조절을 위해 땀을 흘리는 능력은 아직 덜 발달되어 있기 때문이다. 만약 자주 적절하게 수분을 섭취하지 않는다면 쉽게 체온이 올라가고 탈수가 될 가능성이 높다.

또 만일 충돌성이나 접촉성 운동이라면 반드시 키와 체중이 비슷한 또래끼리 하게 해야만 뼈나 관절의 손상이 적다. 어린이는 근육이나 힘줄이 완전치 않은 상태에서 뼈부터 자라기 때문에 인대가 늘어나기 보다는 연골이나 성장판, 뼈의 손상이 더 많아 간혹 성장에 심각한 장애를 가져오기도 한다.

아이들은 운동할 때 비록 전문적인 지도가 아니더라도 보호와 통제가 필요하다. 쉽지는 않겠지만 부모들이 아이들과 함께 놀아줄 시간이 필요하다.

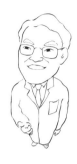

배변도 리듬이다

세상의 말 못할 생리적 괴로움 가운데 하나가 변비일 것이다. 양귀비도 클레오파트라도 걸렸다(?)는 이 비밀스러움은 옛부터 한의학에서 말하는 건강의 3요소(잘 먹고, 잘 자고, 잘 누는) 중에서 아낌없이 내보내지 못해서 쾌락을 누릴 수 없는 고통을 말한다.

당해보지 않은 사람은 전혀 느끼지 못하는 이 만성적이고 고질적인 거북스러움은 그러나 일반적으로 매일 한 번씩은 아니지만 2~3일에 한 번씩이라도 변을 본다면 걱정하지 않아도 된다. 문제는 규칙적으로 변의를 느끼지 못하거나 횟수가 줄어들면서 변이 딱딱해져 고통을 느끼는 것이다. 치료의 대상이 되는 변비란 대변을 볼 때 힘들고 아프다든가, 횟수가 드물거나 정상 이상으로 변이 굳은 경우를 말하며 이러한 증상들은 대개 함께 나타난다. 즉 대변횟수가 줄어들면 대변이 크고 굳어지며 대변보기가 힘들어지게 된다.

대장의 기능은 소장에서 운반된 1 l 정도의 수분을 함유하는 내용물을 1 dl 정도로 수분흡수를 통해 맹장에서 S결장으로 보낸다. 직장이 대

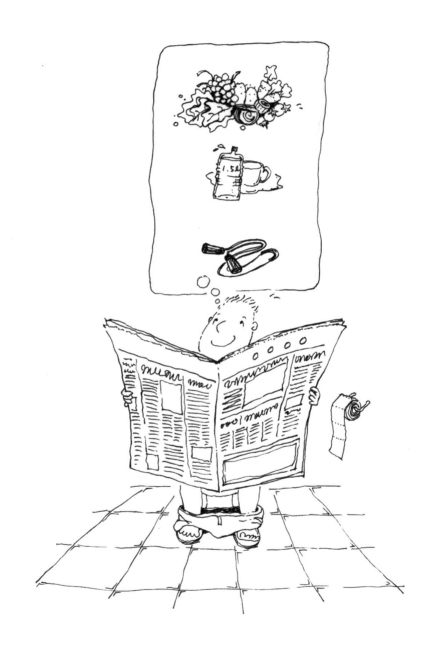

변으로 차게 되면 신경을 통하여 척추에 있는 배변중추를 자극하여 내항문괄약근을 이완시켜 배변하게 된다. 또 외항문괄약근은 대뇌에서의 수의적인 조절에 영향을 받으며 횡격막과 복부근육이 수축하여 복압이 상승하면 배변이 한층 용이해진다.

그런데 만성변비 중 가장 흔한 습관성 변비(이완성 변비라고도 함)는 대장의 운동이 저하되어 통과시간이 길어지기 때문에 일어난다. 통상 하루에 한 번 있어야 할 배변이 이틀에 한 번, 혹은 일주일에 한 번이 된다. 장내의 정체시간이 길면 수분이 흡수되어 점점 굳어진다. 배가 어쩐지 무겁고, 기분이 나쁘고, 두통이 난다는 등의 불규칙한 자각증상이 있다.

이러한 습관성 변비의 원인은 선천성 이상 및 대사성 내분비적 원인이나 대장의 질환 등으로 인한 기질적 이상보다 자세나 음식, 생활습관, 운동부족, 하제나 관장의 남용 등으로 인한 배변력 약화가 더 많은 원인이 되고 있다.

이와 관련하여 한의학에서는 밥을 굶고 포식하기를 자주하거나 일을 너무 많이 하여 몸을 피곤하게 하거나 열이 많은 음식을 너무 자주 먹으면 진액이 고갈되어 변비가 된다고 하였으며, 이를 음식정체에 의한 변비, 열에 의한 변비, 진액이 말라 생긴 변비 등으로 구분하고 있다. 또한 나이가 들어 기가 부족해져도 진액이 부족하여 변비가 생길 수 있다고 적고 있으며, 이를 노인성 변비, 기부족에 의한 변비, 양기가 허약해지고 몸이 차서 생긴 변비 등으로 구분해 놓고 있다.

우선 변비의 기간은 얼마인지, 변의를 느끼는지, 변을 배출시킨 후 시원한 느낌이 드는지, 배변시 동통은 있는지, 출혈이 함께 일어났는지가 구별되어야 한다. 암에 의한 변비는 변이 가늘고 혈액이 묻어 있거나 거품이 심한 증상을 나타내기도 하므로, 증상이 특이하거나 심한 변비의 경우 병원에서 직장내시경 등을 이용하여 기질적 변화를 찾아내는 것도 중요하다.

치료는 젊은 사람의 경우 신속하고 쉬운 방편으로 완화제나 하제 등을 주고 시간을 들여 변비의 원인을 찾으면서 환자교육과 변습관을 재훈련시켜야 한다. 만성적인 변비의 가장 효과적인 방법은 힘이 들지라도 아침식사 후 충분한 시간(10분 이상)을 가지는 단순한 배변훈련을 규칙적으로 실시하는 것이며 반응이 없으면 일상활동 후 다음 식사 후에 다시 시도해 본다. 변비를 호소하는 대부분의 사람들이 배변훈련보다 효과가 빠른 약물을 원하지만 지속적이고 의식적인 반복훈련만이 직장 배변반사를 정상화시키는 효과적인 방법이다.

우리가 밤에 잠자고 아침에 일어나는 하루의 리듬을 갖는 것처럼 배변도 습관이고 리듬이다. 특히 장운동은 신경에 의해서 지배되므로 아침에 일어나면 변이 마렵게 되고 무언가를 입에 넣으면 위-대장반사가 일어나 변의가 생긴다. 아침식사나 식전의 냉수, 우유, 약간의 커피, 야채즙 등을 권하고 싶다. 그러나 주부들의 경우 남편이나 아이의 식사준비다 뭐다 하여 변을 참는 일이 번번히 있게 되는데, 일단 한 번 참으면 하루종일 나오지 않게 되므로 참지 말고 자기나름의 리듬을 만들어야 한다. 리듬을 잃게 되어 생기는 것이 여행을 하면 변비가 되는 경우인데,

특히 한의학에서는 태음인의 경우 환경변화에 적응력이 느려 쉽게 변비가 되는 체질이라고 말한다.

또 우리가 서양식 변기를 쓰면서 복강내압의 증가가 적어 완전배변이 안 되어 변비를 초래하기 쉬워졌는데, 적당한 배변자세는 가슴과 다리를 웅크려서 복부면적을 적게 하여 복강내압을 증가시키는 재래식 방법이 더 좋다.

하제가 아니더라도 약물남용에 의한 변비도 많은데, 특히 위십이지장궤양 치료제 복용이 문제가 될 수 있다. 근래에 개발된 변비 치료제 가운데 한약에서 추출한 차전자, 한천, 피마자, 대황, 파두 등의 약제가 비교적 부작용이 적어 많이 사용되고 있으나 속이 차서 생긴 변비와 열이 있어 생긴 변비에 대한 약제는 정반대로 작용하므로 신중을 기해서 복용해야 한다.

평상시 소화가 잘 되고 찌꺼기가 안 나고 양이 적은 식사를 취하면 변의 양도 적고 변비가 되므로, 내용물이 많아서 장을 채워줄 수 있는 식물성 섬유소원이 풍부한 야채류가 많은 식사를 하는 것이 좋다.

나이가 들면서 직립자세나 좌식 등의 한 가지 자세를 오래 취하면 소화관하수과 함께 장내용이 전방으로 이동할 뿐만 아니라 횡격막 근력이나 복근력, 골반상 근력 및 장 근조직의 약화로 배변력이 감퇴되기 쉬우므로 규칙적인 운동을 통해 장운동을 촉진시키는 것 또한 중요하다. 한의학에서 주로 권하고 있는 기공의 한 공법인 '안복행법(按腹行法)'도 그런 목적에 적합한 운동일 것이다.

추락하는 것은 날개가 있듯 변비에도 이유가 있다. 이미 살펴보았듯이 대부분은 활동부족, 자세, 식사습관, 생활습관, 약물남용 등 본인의 부주의나 잘못 때문이다. 그러나 그 외에도 요즘에 와서 무시하지 못할 요소로 스트레스로 인한 변비의 경향이 급증하고 있다. '안분자족' 이라 했던가. 어려운 때일수록 만족할 줄 아는 지혜는 비단 세상을 살아가는 요령일 뿐 아니라 질병치료의 한 방법이기도 하다.

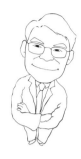

시차증

호주나 필리핀 등과 같은 남북간보다는 중동, 유럽, 미주 등 대부분 동서로 여러 시간대를 지나 목적지에 가야 하는 경우, 사람들은 인체의 정상적인 일주기 리듬(circadian rhythm)에 혼란을 경험하게 된다. 일주기 리듬은 바이오리듬(biorhythm)과는 구분되는 것으로 약 24시간을 주기로 체온, 수면과 각성, 심박수, 산소섭취량, 카테콜라민 등의 호르몬 분비, 요중 포타슘과 같은 전해질 배설 등에서 관찰되는 변화 리듬이다.

이러한 인체의 일주기 리듬은 배와 같은 느린 속도의 여행보다 제트기와 같이 빠른 속도로 시간대를 횡단하는 경우 외부의 환경 주기와 불일치(시차)를 초래함으로써 혼란과 이로 인한 피로현상을 보이게 되므로 제트기 탑승증(jet lag)이라고도 불린다.

일주기 리듬의 변화를 가장 단적으로 보여주는 요인은 시차에 의한 변화이지만 그 외 수면박탈, 일정시간의 운동습관, 일정기간의 야간작업 등과 같은 환경변화에 따라서도 변화한다.

이러한 변화는 인체기관들이 새로운 시간대에 맞추어 조화롭게 작동

할 수 있도록 하기 위해 체내에 존재하는 무수히 많은 인체시계들의 바늘이 새로운 시간 스케줄을 찾아 방황하는 '일시적인 혼돈상태'로 인해 발생하게 되는 것이다. 시차중의 증상은 개인의 신체적, 정신적 상태에 따라 다르지만 일반적으로 낮밤이 바뀌어 졸립거나 잠들기 어렵고 쉽게 깨는 수면장애, 식욕부진, 위 불쾌감, 구토, 변비 등의 소화기 장애, 불안, 조바심, 불쾌감, 피로, 집중력 저하 등의 정신기능 저하, 체력의 저하, 두통, 눈과 귀의 장애 등으로 나타난다. 특히 체력은 여섯 시간 정도의 시차가 있을 때 반응시간은 44%, 순발력은 13.7%, 근력은 10.3% 정도 저하되는 것으로 보고되고 있다. 시차를 효과적으로 극복하는 방법은 새로운 도착지의 시간대에 가능한 한 빠르게 일치시키는 것으로 빛, 음식, 신체활동과 정신활동 등이 인체의 시계를 앞당기거나 늦추는 데 효과가 있는 요소로 활용되어왔다.

한의학은 계절과 기후에 순응하여 조화롭게 상응하는 적응력을 중요시하는 의학이다. 사시(四時; 春夏秋冬)에 인간을 둘러싼 자연 환경의 특성인 육기(六氣; 風寒暑濕燥火)의 변화가 지나치게 빠르거나 늦어 인체에 질병을 일으키는 요인[六淫]이 된다고 보고, 주위 환경과의 조화를 우선시하고 있다.

시차변화에 의한 제반 증상을 빨리 없애주기 위해 족삼리를 비롯한 주요 경혈에 침과 뜸 및 부항요법, 보혈안신탕, 귀비탕, 보중익기탕 등의 증상과 일치하는 처방을 활용한 약물요법, 그 외 호흡법 및 태극권 등의 기공요법이 활용되는 것으로 보고되고 있다.

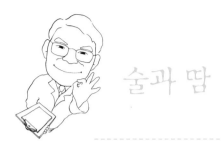

술과 땀

《동의보감》에 "대한(大寒)이 바다는 얼게 하여도 술은 얼게 하지 못한다"는 말이 있다. 그만큼 술의 성질은 열이 많고 더운 것이 모든 먹는 것 중에 가장 으뜸이며 몸의 모든 경락(經絡)을 통하게 만드는 기운이 마치 부자(附子)와 같다고 하였다. 특히 소주나 양주처럼 알콜 도수가 높은 술은 그 성질이 아주 맵고도 열이 많아[辛熱] 발산하듯 열을 내므로 많이 먹으면 사람의 몸이 상한다고 하였다.

자주 과음하는 사람들, 특히 술로 인해 체중이 증가하는 사람들의 보편적인 증상 중의 하나가 바로 땀일 것이다. 이는 음주 자체가 과식이 되어 점점 비만해짐으로써 오는 현상이겠지만, 한의학에서 볼 때 술의 성질로 인해 뜨거운 양의 기운(陽氣)이 편중되어 밖으로 발산되는 열을 조절하기 위하여 땀이 나게 된다. 양기가 땀이 되는 것은 비유하자면 마치 땅에서 수증기가 올라가 비가 되는 것과 같은 것이다.

문제는 많은 양의 땀을 흘리는 것이 양기(陽氣)를 더욱 손상시키고 이로 인해 양의 기운에 의해 조절되는 피부의 열고 닫김이 제 기능을 다하지 못하게 됨으로써 더욱 많은 땀이 나오게 되어 양기가 부족해져 오장과 육부를 비롯한 인체 내외에 병의 원인이 되는 나쁜 기운[邪氣]이 침범할 수 있는 조건이 되는 것이다. 이것이 한의학에서 땀 분비의 많고 적음을 병의 원인으로 중요시하게 생각하는 이유이다.

서양의학에서 땀의 생성은 대뇌에 의한 정신적인 자극과 시상하부에 대한 온도자극이 교감신경에 의하여 한선에 전달되어 분비되는 생리적인 활동이다. 땀의 성분은 대체로 오줌과 같으나 오줌보다 농도가 낮고 피보다는 더 낮다. 혈액을 구성하고 있는 혈장 성분도 포함되어 있으나 땀에서 가장 많은 3대 성분은 식염과 요소와 젖산이다. 그 중에서 식염의 농도가 가장 높다.

이러한 땀이 정상적인 상황으로 배출될 때 인체의 체온과 체액상태를 조절하여 건강한 상태를 유지하게 해주나 과다한 땀의 배출은 정상적인 체액의 손실은 물론 심한 경우 병적인 현상까지 일으키게 된다. 덥지도 않은데 많은 양의 땀을 흘릴 경우 일반적으로 감기, 폐렴, 결핵, 신우신염, 심내막염, 당뇨병 등의 내장기 이상이나 땀분비와 관련된 자율신경 계통의 기능실조 또는 갑상선기능항진증, 갱년기장애, 말단거대증 등의 호르몬 계통의 이상이거나 뇌종양, 뇌출혈, 악성 임파종 등에서 비롯될 수 있다고 진단하고 있다.

한의학에서는 땀을 진액, 즉 몸 전체의 수분성분 가운데 하나로 보고 중요시하며 정상적으로 배출되는 생리적인 땀과 비정상적인 병리적인 땀으로 구분하고 있다. 나아가 땀을 비정상적으로 많이 흘리는 다한증

(多汗症)을 한의학에서는 크게 양적인 기운이 약해져서 덥지도 않은데도 땀이 수시로 나오는 자한증(自汗症)과 음적인 기운이 부족하여 밤에 잘 때 땀을 흘리는 도한증(盜汗症)으로 나눈다.

자한이란 평상시 옷을 두텁게 입지 않고 열도 나지 않는데 땀이 수시로 자연히 나오는 현상을 말하며 운동시 더욱 심하게 흘리는 것을 말한다. 이것은 체표를 보호하고 외부에서 침입하는 나쁜 기운들로부터 신체를 방어하는 양기의 일종인 위기(衛氣)의 작용이 약해져서 피부내 부속기관인 땀구멍의 조절 작용이 충실하지 못하기 때문에 땀을 과다하게 흘리게 되는 것이다.

도한이란 야간에 잠이 들면 땀을 흘리지만 눈을 뜨면 곧 땀나는 것이 중지되는 증상이다. 스스로 땀이 나는 것을 전혀 느끼지 못하고 심한 경우 옷이나 이불을 적실 정도로 땀을 흘리기도 한다. 이는 인체 내의 정상적인 체액인 진액을 구성하는 음적인 기운이 부족하여[陰虛, 血虛] 안에서 발생되는 열기[火]를 통제하지 못하여 나타나게 되는데 몸이 선천적으로 허약할 때 더 잘 나타난다.

이와 함께 한의학에서는 사람의 체질에 따라 흘리는 땀의 양이 다르다고 보고 있다. 예를 들면 체형이 크고 굵은 편에 속하는 태음인(太陰人)은 땀의 배출이 원활하여야 건강한 상태이므로 건강한 태음인은 항상 땀을 많이 흘리며, 반면 체격이 작고 왜소한 편에 속하는 소음인(少陰人)은 땀보다는 소변의 배출이 잘 되어야 건강하다. 따라서 태음인이 병이 나면 땀이 잘 나오지 않으며 소음인이 수시로 땀을 흘리면 병적인 상태가 시작된 것으로 보고 치료하고 있다.

상식적인 얘기겠지만 땀을 많이 흘리는 사람이라면 땀에 대한 치료 외에도 음주의 횟수를 가급적 줄임은 물론 커피, 홍차, 콜라 등 카페인 함유 음료를 삼가고 심한 스트레스를 받거나 화를 자주 내지 않도록 적극 주의해야 한다.

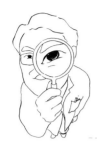

술과 요통

중추신경 억제제인 술은 요통뿐만 아니라 전신 관절의 통증에 나쁜 영향을 미친다. 음주상태에서는 술이 마취제의 역할을 함으로써 통증이 없어지고 관절 움직임이 원활해지지만 술을 깨고 나면 더욱 심한 통증을 느끼고 관절 동작범위 자체가 오히려 줄어들면서 치료기간만 길어지게 된다.

허리가 아파 본 적이 있는 사람들은 알겠지만 비록 술을 마시지 않는다 하더라도 술자리의 오랜 시간 동안 한 자세를 유지한다는 것 자체가 허리에는 큰 부담인데다 장시간의 과식으로 인해 복부의 압력이 증가함으로써 요통은 더욱 심해지게 되는 것이다.

특히 허리에 부담을 덜 준답시고 의자에 비스듬히 걸터앉는 등 나쁜 자세가 버릇이 된 사람이라면 요통은 필수적인 것이 된다. 생체역학에서 측정한 결과에 의하면 책상에 바로 앉으면 부하량은 중간이지만 앞으로 허리를 굽히면 그 부담이 엄청나게 증가한다. 의아하겠지만 앉아 있는 것보다 서 있는 것이 허리에 부담이 덜 간다. 누워 있을 때 허리에 걸리는 무게가 가장 작고, 앉은 채 앞으로 숙여서 물건을 들 때가 가장 크다.

일상적이지는 않겠지만 술자리가 방바닥이고 혹시라도 오래 앉아 고스톱 같은 화투놀이, 포커 같은 트럼프놀이, 혹은 바둑같이 장시간 앉아 있어야 하는 놀이들을 하게 된다면 허리에 과도한 무리를 주게 되므로 반드시 피해야 한다. 요통은 무거운 물건을 들 때 발생하기도 하지만 오히려 가벼운 물건을 든다거나 사소한 동작이라도 구부렸다 폈다를 자주 했을 때 더욱 요통이 발생하기 쉽기 때문이다.

허리가 아플 때 유연성을 증가시키고 근 긴장을 강화하고 허리의 근력을 향상시켜 운동 활동시에 필요한 구부리고 펴는 동작을 적절히 유지해 주기 위해서는 허리에 대한 요통 운동이 반드시 필요한데, 이러한 운동은 부드럽고 천천히 반복적이며 지속적으로 실시되어야 한다.

요통을 위한 일반적인 운동법은 캘리에트, 골드웨이트, 엠브라스, 윌리암, 맥켄지 등에 의해 고안된 스트레칭, 골반경사 운동, 복부 운동 등을 중심으로 한 허리, 복부, 하체의 근육 강화 운동이 현재 소개되어 있다.

이러한 운동의 대부분은 복부근력과 골반의 조절, 허리와 대퇴후측의 근육군, 아킬레스건의 유연성을 위한 강화운동을 위주로 구성되어 있으며, 증상에 따른 단계별 프로그램을 점진적이고 지속적으로 수행하도록 지시하고 있다.

사실 허리가 아픈 사람에게 어떤 운동이나 스포츠도 금지된 것은 아니다. 다만 디스크로 고생하는 분이거나 나이가 35세가 넘은 사람이거

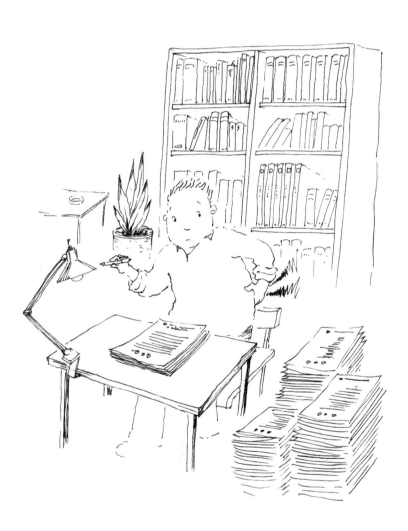

나, 만성적으로 자주 허리에 통증이 오는 사람이라면 스포츠의 선택에 여러 가지 요소를 고려해야 한다.

예를 들면 주말에만 조깅을 하거나 테니스를 하는 등 갑자기 운동을 집중적으로 하거나 허리를 과도하게 회전시키는 운동을 하거나 해서는 안 된다. 주말의 테니스, 주말의 골프, 주말의 등산 등은 평소 일주일에 3~4일, 하루 30분 정도의 운동이 적당히 되어 있는 사람만이 누릴 수 있는 혜택이지 1주 내내 운동이 없던 사람은 삼가해야 한다. 일주일 내내 운동을 아예 못한 사람이라면 주말은 신선한 공기가 풍부한 곳, 숲·공원·산 등에서 가족들과 산보하면서 뛰노는 것이 차라리 득이 될 것이다.

그래서 "어떤 운동도 허리에 나쁘지 않다. 허리 아픈 사람도 어떤 스포츠라도 할 수 있다"라고도 말할 수 있고, "어떤 운동이나 어떤 스포츠도 허리에 해롭다"고도 말할 수 있다.

한의학에서 운동치료 분야로서 요통치료에 활용할 수 있는 방법이 도인법(導引法)이다. 해부생리학적인 측면이나 치료적인 측면에서 보면 질병이나 손상으로 인한 신경 및 근육 혹은 관절계의 비정상적인 기능을 정상 또는 정상에 가까운 상태로 회복, 증진시키거나 보다 나은 상태를 유지하기 위해 활용되는 그 옛날의 신체 운동이라고 할 수 있다. 오금희, 역근경, 팔단금, 태극권 등의 동적인 기공법들이 여기에 속하며, 재활단계에서 컨디셔닝 조절프로그램으로 활용할 수 있는 여러 가지 공법이 있다.

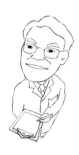

술과 비만

"술은 인체의 흥분제로서 작용하여 정신적인 능률을 높일 수 있고 동시에 신경중추를 마비시키는 까닭에 근심 걱정을 잊을 수 있다"고 패트릭(G.T.W. Patrick) 박사는 그의 저서 《이완심리론》에서 술을 예찬했다. 술하면 떠오르는 중국의 시성(詩聖) 이백(李白)도 "옥잔에 담긴 술은 울금(鬱金) 같은 향을 풍기고 호박(琥珀) 같은 광채를 내고 그 술로 주인은 나그네를 취하게 해 주니 어느 곳을 타향이라고 하는지 모르겠노라"고 적고 있다.

특히 우리 선인들은 거문고나 가야금의 은은한 선율 속에서 님이나 친구들과 마주 앉아 회포나 심신의 피로를 풀 수 있었던 순곡(純穀)의 주정(酒精)이야말로 술이라기보다 약이라고 생각했다. 스트레스도 해소하고 혈액순환도 촉진시키는 그야말로 약주(藥酒)였던 셈이다.

그러나 그동안 술은 긍정과 부정의 다양한 평가를 받아왔으며, 술 자체도 여러 가지 성격을 띠고 있다. 우선 알콜은 열량을 내기 때문에 식품으로 분류되기도 하지만, 체내에서 에너지원으로 사용되지 않기 때문에 영양소라고는 하지 않는다. 따라서 술은 일반 식품과는 구분되는 기호성 음료이다. 또한 술은 중추신경 억제제인 정신활성 물질로 작용하기 때문에 약물로 분류되기도 한다.

화학적으로 보면 술은 탄소, 수소, 수산기로 이루어져 있고 술의 종류에 따라 여러 가지 농도의 알코올(ethylalcohol, 즉 에타놀)을 함유한다. 알코올은 위에서 20%, 소장에서 80% 흡수되며, 흡수된 알코올은 체내에서 주로 간에서 90~98% 산화되어 아세트알데히드(acetaldehyde), 초산을 지나 최종적으로 물과 탄산가스로 분해된다. 성인은 1시간에 약 10ml의 알코올을 분해한다고 알려져 있으며, 1일 최대산화량은 약 380ml라고 보고되고 있다. 그 양은 대개 체중과 간장 중량에 비례하여 체격이 크고 간이 큰(?) 사람이 술도 많이 먹게 된다. 체중이 70㎏인 사람의 경우를 예로 들면, 1시간에 위스키 한 잔 정도 대사할 수 있다.

"마음씨 좋은 사람이 술 먼저 취한다"고 술을 거절할 줄 모르는 사람들의 대부분은 후덕한 품성과 넉넉한 체격을 지니게 마련이다. 술 자체의 칼로리가 높아 콜라 1캔(250ml)이 97㎉ 정도인데 비해 소주 1잔(50ml)은 90㎉, 드라이진 1잔 (50ml)이 130㎉, 500㏄ 맥주 1잔은 185㎉나 된다.

또한 시간상으로도 일반 식사가 30분 이내에 끝나는 데 비해 대부분의 음주시간은 30분 이상 걸릴 뿐 아니라, 술과 함께 섭취하는 안주를 비롯한 음식량으로 보면 대단한 과식에 속한다.

일반적으로 식사의 절반 이상을 차지하고 있는 탄수화물 중 단당류와 함께 알코올은 위장에서의 소화과정을 거치지 않고 위, 위벽, 소장을 거쳐 곧바로 흡수되므로 반주나 저녁 회식처럼 식사와 함께 지속적이고 규칙적으로 알코올을 섭취하면 쉽게 체중증가로 이어져 소위 '술살'이 찌게 된다.

따라서 비만 때문에 살을 빼고 싶은 사람이라면 반드시 최대한 음주를 절제해야만 한다. 그러나 독은 잘 쓰면 약이 되는 법. 남아메리카 안데스산맥에 있는 빌카밤바, 옛 소련의 코카서스, 그리고 히말라야산맥 파키스탄의 훈자 지방 등 지구촌 장수마을에서도 빠지지 않는 음식 항목 중의 하나가 술이 아니었던가. 술 그 자체는 적당히 먹게 되면 비만해지면서 많아지는 혈액 내 총콜레스테롤과 콜레스테롤 중 몸에 좋지 않은 저밀도 지단백 콜레스테롤(LDL-C)은 줄이고, 몸에 좋은 콜레스테롤인 고밀도 지단백 콜레스테롤(HDL-C)은 증가시켜 혈관 내를 깨끗하게 청소해 주고 더욱이 혈압이 떨어지게 하는 효과도 있다.

문제는 절제. 인생의 모든 것이 다 그러하듯 술에도 절제가 있어야 건강이든 성공이든 뜻하는 바를 이룰 수 있다.

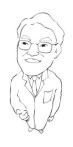

토해도 먹는 술,
술이 사람을 먹는다 ?

우리가 흔히 토했다고 할 때 쓰는 '오바이트'란 말은 'overeat', 즉 과식했다는 말로 잘못된 표현이다. 토하다의 정확한 의학적 용어는 'vomiting'이라 해야 옳으며, 이를 구토(嘔吐)라 한다. 구토의 의학사전적 의미는 소화관의 내용물을 힘있게 입으로부터 배출하는 것을 말한다.

구토의 전단계인 전구증상으로 곧 토해내려고 구역질하는 것은 오심(惡心) 또는 'nausea'라고 하며, 식도협착이나 위궤양으로 구역질없이 음식물을 토하는 것을 역류(逆流) 또는 'regurgitation'이라 한다.

구토는 소화기계가 가지고 있는 독특한 방어 메커니즘이다. 가령 세균의 부패나 곰팡이의 성장은 역겨운 냄새를 풍기게 되고, 역겨움은 바로 냄새가 좋지 않은 것들을 입속에 집어 넣지 않게 해주는 반사 현상으로 나타난다. 이 때문에 설령 입속에 넣는다 하더라도 맛이 이상하게 느껴지면 우리는 그걸 즉시 뱉어낸다.

입 안에 있는 미각 수용체는 유독할지도 모르는 물질들을 감지한다. 만일 그런 것들을 삼킨다 하더라도 위에는 독소, 그 중에서도 특히 장 내에서 증식하는 세균들이 내뿜는 독소들을 감지하는 수용체들이 있다. 흡수된 독소가 순환계로 들어가면, 뇌 안의 특별한 세포들을 거친다. 이 세포들은 뇌세포 중 혈액에 노출되는 유일한 세포들이다. 이들이 독소를 감지하면 처음엔 구역질, 그 다음엔 구토반응을 보인다.

술로 인한 부작용은 술의 주성분인 알코올이 뇌에 온화한 몰핀으로 작용하기 때문에 나타나는 현상들이다. 과음처럼 알코올을 식용으로 과다하게 섭취한 경우에는 분해과정에서 생기는 아세트알데히드라는 물질이 구토 중추를 자극함으로써 오심, 구토 등이 발생하게 된다.

처음부터 독소로 작용하는 것은 아니지만 일단 알코올이 인체의 해독 공장인 간에 들어가게 되면 효소에 의해 매우 자극적이며 독성이 강한 물질인 아세트알데히드로 바뀐다. 그것은 다시 효소에 의해 초산염으로 바뀌었다가 산화 과정을 거쳐 물과 이산화탄소로 분해된다.

과음으로 인한 구토는 주로 이른 아침에 발생하게 되는데, 이는 잠에서 깨면 대사과정 중의 분해되지 않은 중간물질인 아세트알데히드가 혈액 중에 잔존해 있어서 뇌를 자극하여 숙취가 생기기 때문이다.

혈액에 섞여서 순환되는 독소들은 언제나 위에서 비롯되기 때문에 구토가 인체에 유용한 수단이라는 것은 쉽게 알 수 있다. 즉 독소가 더 흡수되기 전에 밖으로 쫓아내는 것이다.

한번 토했거나 역겨운 냄새를 맡은 경험이 있는 음식들을 다시 접하게 되었을 때 인체는 구역질을 하게 되고, 구역질이 주는 스트레스 때문에 유해한 독소가 들어있는 물질을 더 이상 먹지 않게 된다. 쥐의 실험에서도 입증되었고 사람의 경우 몇 년 혹은 평생을 먹지 않게 되는 이 놀라울 정도로 강력한 일회성 학습을 심리학자 마틴 셀리그먼(Martin Seligman) 은 '베어네이즈 소스 증후군(sauce béarnaise syndrome)' 이라고 했다.

이렇듯 인간은 신체에 병을 유발하는 음식을 단 한번만 경험해도 강한 기억과 연상으로 맛보기조차 거부하거나 꺼리게 되지만 술은 예외적인 것 같다.

두통과 불쾌감을 일으키는 아세트알데히드는 완전히 분해되어 없어지기 전에는 다시 술을 마셔야만 증상이 가벼워지므로 반복적인 고약한 악순환이 계속되어 중독되고 마침내 금단 현상을 수반하여 술로부터 벗어나기 어렵게 된다.

습관적이고 계속적인 음주로 인해 알코올의 독소에 노출된 뇌세포는 파괴되고 두뇌의 기능이 저하되며 이성을 잃게 되어 예기치 못했던 행동을 하게 된다. 그리고 신경마비로 인해 안구 운동장애, 안구 진탕, 운동 실조현상을 보이며 말초신경염을 가져와 팔과 다리 감각에 이상이 오게 되고 몹시 쑤시고 아픈 경우가 빈번해진다.

어쨌든 최소한 "술이 사람을 마시는" 최악의 경우만은 피해야 한다. 주당들은 코웃음치겠지만 미국 존스 홉킨스 의과대학의 연구보고는 하루 체중 1 kg당 0.8g 이상의 술은 자제하도록 권하고 있다. 대부분의 술잔은 해당되는 술이 약 15g의 알코올을 함유하게끔 만들어지므로 어느 종류의 술이든지 하루 총 3잔(알코올 45g)을 넘기지 않는 합리적인 음주 습관을 익혀야 하겠다.

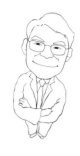

사상체질과 건강법

필자가 한의사인줄 아는 사람들은 만나면 대개 한의학의 사상체질에 대해 궁금해한다. 자신은 어떤 체질인 것 같으냐, 체질에 맞는 보약은 무엇이며, 어떤 음식을 먹어야 몸에 좋으냐 등을 질문한다. 이런 현상은 TV 드라마의 영향도 있겠지만, 현대인의 건강에 대한 추구와 맞물려 사상체질의학이 일반인들의 큰 관심사가 되고 있음을 잘 반영해 주고 있다.

그러나 체질은 한의학에만 있는 것은 아니다. 일찍이 고대 그리스의 의성 히포크라테스(Hippocrates)가 '4체액설'을 주장하였고, 이를 바탕으로 2세기경 갈렌(Galenus)이 다혈질, 담즙질, 흑담즙질, 점액질의 네 가지로 분류되는 '유형체질론'을 주장하였다.

20세기 초에 이르러 독일의 크레치머(Kretchmer)가 정신신체의학적 관점에서 인간을 비만형, 세장형, 투쟁형의 세 유형으로 분류한 후, 이상 체질형인 발육부전형을 합하여 4체질을 설정하고 이들의 관계를 정신의학적 측면을 중심으로 연구하였다. 또한 시가우드(Sigaud)는 호흡형, 소화형, 근육형, 뇌형의 4형 체질을 분류하였고, 철학자 칸트(Kant)는 기질에 대한 연구에서 감성적 기질과 활성적 기질로 분류하였는데, 감성적 기질은 다혈질, 우울질에 속하고, 활성적 기질은 담즙질, 점액질에 해당한다고 했다.

그 밖에도 광신형, 협장형, 비만형 등으로 분류한 일본의 대리(大理), 혈액형에 따른 기질의 특성을 연구한 고천(古川)의 이론 등이 있고, 셀든(Sheldon)은 발생학적 '배엽기원설'을 주장하여 내배엽형, 중배엽형, 외배엽형의 3유형을 제시하였으며 그 외에도 겔(Gell)과 쿠부스(Coobus)에 의한 '알러지 4형'의 분류법이 있다.

서양의학의 체질이론은 이상에서 열거한 것 외에도 몇몇 학자들의 연구가 있으나 찬반의 의학적 논쟁을 거듭하면서 별다른 진전을 보이지 못하고, 정신의학, 심리학, 면역학 등 일부 분야에서만 제한적으로 응용되고 있다.

한의학에서도 기원전 3세기에 완성된 것으로 추정되는 한의학의 최고 원전인 《황제내경》에 보면 인간의 체질을 크게 태양지인(太陽之人), 소음지인(少陰之人), 소양지인(少陽之人), 태음지인(太陰之人), 음양화평지인(陰陽和平之人)의 다섯 가지로 구분하고 있으며, 또한 오행[木火土金水]을 바탕으로 크게 목형지인, 화형지인, 토형지인, 금형지인, 수형지인의 다섯으로 나누고, 이들은 다시 오음[宮商角徵羽]과 관련지어 이를 세분하여 25가지의 체질로 분류한 내용도 있다.

명나라 때 장개빈(張介賓)은 인간을 양장지인(陽臟之人)과 음장지인

(陰臟之人)으로 구분하고, 양장지인은 양이 많고 음이 적어 열(熱)이 많은 체질이라 하고, 음장지인은 음이 많고 양이 적어 냉(冷)한 체질이라 정의하고 이를 약물을 투여하는 데 응용하였다. 그 한참 뒤인 조선 말엽에 이르러 이제마 선생이 종래의 견해에 비하여 현실적인 측면에서 독특한 '사상구조론'을 바탕으로 태양인(太陽人), 소양인(少陽人), 태음인(太陰人), 소음인(少陰人)의 네 가지 체질을 설정한 '사상체질의학'을 제창하게 되었다.

다른 체질론과 달리 유독 사상체질만이 생명력을 갖고 의학적 발전을 거듭해 온 것은 기존의 체질의학이 외모와 행동, 심리상태의 특징만을 위주로 하거나 약물 투여를 위한 방편으로 활용된 것에 비해, 사상체질의학은 각 체질에 대한 생리, 병리, 진단, 감별법, 치료와 약물에 이르기까지 서로 연계를 갖고서 임상에 응용할 수 있는 새로운 방향을 제시한 점에서 우수하기 때문이다.

사상체질이론에 따르면 사람에게는 누구나 똑같이 공통적으로 소유하고 있는 기능과 활동이 있는 반면, 다른 사람과 구분되는 독특한 개별적인 부분이 있어 결론적으로 말하자면 체질은 모든 사람이 제각기 다르다는 것이다. 즉 다른 사람들 사이에서도 체격과 외모, 심성 및 병증 등의 측면에서 서로 합치되는 부분이 있고, 이 합치되는 부분이 많은 사람들끼리 모아 보면 4가지의 유형으로 나눌 수 있다는 것이 사상체질의 이론이다. 따라서 사상체질의학에서 말하는 건강은 체질의 특성으로서의 개별적인 면만을 발전시켜야 한다는 것을 강조한 것이 아니라 모든 인간이 공유하고 있는 공통적인 부분과 개별적인 부분이 모두 조화를 이루어야 유지될 수 있다는 것이다.

오히려 사상체질의학의 창시자인 이제마 선생은 개별적인 부분보다는 먼저 공통적으로 갖고 있는 부분의 건강을 중시하였다. 이 공통적인 부분이 건전해야 개인, 가족, 사회 및 국가가 건전해지고, 이는 다시 개별적인 부분의 건강을 유지하는 데에 도움이 되기 때문이다. 이 부분이 건강치 못하면 아무리 좋은 체질에 따른 건강법을 시행한다 하더라도 본질적인 건강을 얻지 못한다. 모든 인간이 공통적으로 갖고 있는데도 불구하고 건강치 못한다면 그때는 체질에 따른 건강법이 도움이 될 것이다.

이제마 선생은 무병장수의 요건으로 다음의 '해야 할 것' 네 가지가 가장 중요하다고 강조하고 있는데, 그 내용을 살펴보면 지극히 평범하고 일상적인 내용이다.

첫째, 교만하거나 사치하지 말고 간소하고 검약하게 살아야 한다. 둘째, 나태하게 살지 말고 근면하고 부지런하게 살아야 한다. 셋째, 성격이 모나고 급하게 살지 말고 스스로를 반성하며 살아야 한다. 넷째, 쓸데없이 탐욕을 부리지 말고 다른 사람의 의견을 많이 들으며 살아야 한다.

이와 같이 하면 일신의 건강 뿐만 아니라 가정의 화목과 주위의 안녕과 질서가 이루어지겠지만 이 네 가지 요건을 두루 갖춘 사람은 만나기가 쉽지 않다. 위의 네 가지 요건 모두를 충족시키지 못하는 사람은 색을 멀리하고 술을 조심하며 재물을 너무 탐하지 말고 권세를 부리지 않도록 하는 '하지 말아야 할 것' 네 가지 사항을 행동지침으로 삼으면 그런 대로 무병장수를 누릴 수 있다고 이제마 선생은 제시하고 있다.

또 이제마 선생은 나름대로 일생을 네 단계로 나누어 연령에 따른 이상적인 모습도 제시하였다. 봄날의 새싹과 같은 16세 이전의 유년(幼年)에는 배우기를 좋아하여 보고 듣기를 즐겨하고 가까운 사람을 쫓고 따라야 하며, 여름철 짙푸른 나무와 같은 32세까지의 소년(少年)기에는 용맹을 좋아하고 능히 빠르고 민첩하게 움직일 수 있어야 할 뿐만 아니라 웃어른과 노인을 공경할 줄 알아야 한다고 하였다. 가을철에 열매를 맺는 것과 같은 48세 이전의 장년(壯年)에는 몸과 마음을 닦고 올바르게 하여 다른 사람을 두루 사랑하고 잘 살 수 있게 만들어 주어야 제대로 된 삶을 산다고 할 수 있다고 하였으며, 겨울에 뿌리를 굳게 내린 것과 같은 49세 이상의 노년(老年)기에는 경험을 통한 예측과 대책을 세우는 것을 좋아하는데 이를 잘 보호하고 저장할 줄 알아야 한다고 했다.

어찌 보면 당연하다 할 수 있는 이러한 사항들이 체질에 따른 건강법에 앞서 먼저 시행되어야 진정한 건강을 얻을 수 있다. 임상적으로 볼 때 체질감별은 쉬운 일이 아니다. 실제 치료에 있어서도 일차적으로 해결되어야 할 문제가 바로 체질변증이다.

우선 환자가 지니는 체질적 특징이 과연 어떠한 것인지 판단이 되어야 병증을 감안하여 치료에 임할 수 있기 때문이다. 특히 건강한 사람들은 병에 걸린 사람들보다 체질감별이 더욱 어렵다.

요즘 시중에 나돌고 있는 체질에 따른 건강법들은 몸에 이로운 음식,

해로운 음식이 주류를 이루고 있다. 이 부분은 이제마 선생이 약간 언급은 해 놓고 있으나 강조한 바는 아니다. 다시 말해 음식건강법이 약간의 도움은 될지언정 절대적으로 지키라고 주장하지는 않았다.

각종 언론매체를 통해 소개되고 있는 이로운 음식과 해로운 음식에 대한 내용은 체질에 따라 전혀 반대가 된다. 어느 경우든 체질감별의 오진은 있을 수 있다. 체질에 따른 이로운 음식과 해로운 음식이 반드시 맞는 것이라면, 오진에 의해 해로운 음식을 이로운 음식으로 알고 이를 지켜 더욱 몸을 해칠 수도 있다.

또 대부분 질병의 발생은 체질적 문제에서 오는 것보다는 과음, 과식, 과로, 운동부족, 스트레스 처리 미숙, 편견과 과욕, 위생불량, 과도한 냉난방 등 평범한 사항을 등한시하여 생긴 것이 훨씬 많다.

평소 건강한 사람이라면 체질에 따른 식사법을 맹종하지 말고 앞에서 제시한 공통부분에 대한 보편적인 건강법을 충실히 따르는 것으로 건강법을 삼는 것이 좋으며, 병이 많은 사람들도 질병이나 체질을 명확히 파악한 후 의사가 지시하는 방법에 따를 것을 권한다.

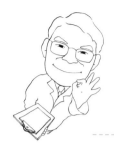

사상체질별 운동과 식사법

이미 소개한 체질과 상관없는 일반적인 건강법도 유익하지만 자신의 체질을 정확히 알고 체질에 따라 일상적인 생활과 감정을 조절하고 운동을 하며 음식을 먹을 수만 있다면 그야말로 금상첨화일 것이다. 그러나 문제는 일반인들에게나 전문 한의사에게나 체질감별 자체가 쉽지 않다는 데 있다.

사상체질을 주창한 이제마 선생이 쓴《동의수세보원(東醫壽世保元)》에는 장기의 대소, 체형과 용모의 기상, 성격의 특성, 맥의 유형, 피부의 상태, 평소의 병증과 병이 없는 생리적인 상태, 걸리기 쉬운 위험한 큰 질환 등을 자세하게 언급하고 있지만 이들 항목을 조합하기란 말처럼 쉽지 않다. 더욱이 현대에는 후천적 영양과 운동에 의한 체형, 사회적 성격, 개인 건강 상태에 대한 폐쇄적 정보, 성형수술과 화장술 등으로 인해 원래 타고난 체질에 접근하기가 더욱 쉽지 않다.

그래서 그동안 한의학에서도 객관적 체질 감별을 위한 다양한 방법들이 연구되었다. 맥진법, 약진법, 체질침법 등의 전통적인 방법은 물론 설문지 기입법, 신체 체간측정법, 안면 등고선사진 계측, 음성분석, 혈액분석, 유전자 검사 등 심리적, 정신적, 육체적 요소를 중심으로 한 다양한 평가방법에 의한 연구결과가 발표되어 임상 실제에 적용되어 왔으나 여전히 어려운 숙제이다.

어쨌거나 인간을 태음인(太陰人), 소음인(少陰人), 소양인(少陽人), 태양인(太陽人)의 네 가지 체질로 구분한 사상체질의학의 관점에서 보면, 사람에 따라 운동방법과 식사내용이 틀려야 한다는 것은 사상체질의학에서 보면 당연한 얘기다.

태음인은 몸을 조금만 움직여도 땀을 많이 흘리는 체질이지만 태음인의 땀은 건강하다는 증거로 항상 피부가 축축한 편이다. 이 체질은 나태하여 게을러지기 쉽고 조금만 과식하면 허리가 굵어지고 배가 나와 다소 거만하게 보일 뿐만 아니라 호흡기가 약해서 다른 체질에 비하여 쉽게 숨이 차는 경향이 있다. 따라서 지속적인 운동으로 충분히 땀을 흘려야 하며 다른 체질과 달리 땀을 흘릴수록 몸이 더 상쾌해진다. 태음인은 민첩함은 좀 떨어지지만 힘과 체력은 강한 편이며 지구력이 뛰어나므로 약간 과부하의 웨이트 운동을 지속하거나 중등도의 유산소성 운동을 다소 오랫동안 해 주는 것이 좋다. 이 체질은 승부욕이 강하지 않아서 경기 자체는 재미있어 할지 모르나 승부에는 큰 집착이 없으므로 내기경기에는 어울리지 않는다.

소극적이고 내성적인 성품의 소음인은 상하의 균형은 잘 잡혀있는 편이지만 보편적으로 체구가 작고 체력이 다른 체질에 비하여 약하고 몸이 찬 편이라 긴 시간이나 격렬한 운동에 잘 버티지 못한다. 따라서 과도한 부하나 장시간의 운동은 소음인 선수를 기진하여 식욕을 떨어뜨리고 피곤하게 할 뿐이므로 운동시간을 짧게 꾸준히 하게 해야 한다. 그러나 자기본위로 매사를 생각하고 질투심이 강하여 한 번 꽁하면 여간해서 풀어지지 않고 남에게 인색한 면이 있으므로, 단체 경기시 소음인들의 성격을 잘 이해하면 경기 결과가 좋아진다. 일반인들도 체조나 조깅 같은 부담없는 운동을 짧게 매일 꾸준히 하는 것이 좋다.

소양인은 하체가 약하여 걸음걸이나 행동은 재빠르지만 다소 경망스럽게 보인다. 따라서 보기에 경솔하고 무슨 일이나 빨리 시작하고 빨리 끝내므로 지구력과 인내심이 좀 부족한 편이지만, 판단력이 빠르고 굳센 성품으로 민첩성이 뛰어나다. 소양인의 운동량과 운동시간은 중등도로 소음인처럼 약하지 않으며 태음인처럼 구태여 매번 땀을 줄줄 흘릴 때까지 운동을 할 필요는 없다. 성질이 급하여 화를 잘 내고 침착하지 못해 보이지만, 솔직담백하여 꾸밈이 없고 아첨하는 것을 매우 싫어하며 경기에 관한 승부욕도 있기 때문에 잘 관리만 해준다면 단체 팀의 리더로서 지도자를 돕는 열성 또한 남다른 체질이 소양인이다.

운동선수 중에 태양인은 적은 편이다. 왜냐하면 태양인의 상체는 잘 발달되어 있으나 허리 부위가 약하여 오래 앉거나 서 있지 못하며 기대거나 눕기를 좋아할 뿐더러 오래 걷지도 못하기 때문이다. 태양인도 소양인과 같은 운동량이 권장되지만, 상체는 발달해 있는 편이나 하체가 약하므로 하체를 단련할 수 있는 운동을 위주로 하는 것이 좋다. 만약 팀

내에 태양인이 있다면 영웅심이 대단하여 팀 분위기를 장악하려 하며 남이 생각하지 못하는 기발한 착상을 해내는 경우가 많다.

이상과 같이 사상체질별 운동방법을 설명하였지만 필자의 연구결과 끈기있는 태음인과 지구력처럼 어떤 체질이 다른 체질보다 체력의 어떤 요소가 반드시 뛰어난 것은 아니다. 체력의 여러 가지 요소는 체질적인 면도 있지만 적합한 프로그램에 의한 꾸준한 운동과 훈련의 결과에서 향상된다는 사실을 명심해야 한다.

한국인치고 또는 운동선수치고 보약이나 보양식, 건강식품 한번 먹어 보지 못한 사람은 거의 없을 것이다. 그러나 흔히 경험하는 일이지만 남 들이 다 좋다는 것도 먹어보면 설사를 해대거나 토하고 겨우 먹기는 했 는데 효과는 별로 신통찮은 때가 많다.

물론 이미 설명했듯이 일반적으로 과음과 과식을 피해야 하며 음식건 강법 또한 절대적인 것은 아니지만, 체질에 따라 음식섭취가 달라져야 하는 원리를 잘 이해하면 건강을 지키는 데 유익하다. 이를 알기 쉽게 약 간만 풀어서 설명해 보면 다음과 같다.

태음인은 일반적으로 비대하다 싶을만큼 체구가 크고 위장기능이 좋 은 편이어서 기름기가 별로 없는 고단백의 중후한 식품이 어울린다. 쇠 고기, 우유, 콩, 두부, 율무, 들깨, 잉어, 연어, 오징어 등 동식물성 단백질 이나 칼로리가 많은 식품이 좋다. 그러나 과식하는 습관이 있어 비만이 되거나 고혈압과 변비가 되기 쉬운 체질이므로 자극성이 있는 식품이나 지방질이 많은 음식은 피해야 한다. 닭고기, 돼지고기, 삼계탕, 흑염소,

달걀, 인삼차, 꿀 등은 해로운 음식이다.

소음인은 보편적으로 체구가 작고 소화기의 기능이 약하여 위장장애가 오기 쉬우므로 따뜻한 음식이나 자극성 있는 향신료가 좋다. 닭고기, 개고기, 흑염소, 뱀탕, 장어, 미꾸라지, 메기, 파, 마늘, 고추, 겨자, 후추, 양배추 등이 소음인 음식이다. 그러나 돼지고기, 냉면, 참외, 수박, 냉우유, 빙과류, 생맥주, 보리밥, 오징어, 밀가루 음식은 해롭다. 돼지고기 등의 찬 성질을 가진 지방질 음식이나 냉면, 참외, 수박, 냉우유, 빙과류, 생맥주, 보리밥 등의 찬 음식이나 날 음식을 먹고 배가 아프거나 설사를 하는 사람이라면 소음인이다.

소양인은 비위에 열이 많은 체질이기 때문에 싱싱하고 찬 음식이나 채소류, 해물류가 좋고 음기(陰氣)가 허하기 쉽기 때문에 음을 보호하는 음식이 좋다. 돼지고기, 오리고기, 계란 등의 육류나 자라, 가물치, 해삼, 굴, 우렁이, 복어, 가자미 등의 어류 외에도 배추, 상추, 호박, 수박, 참외, 맥주, 빙수 등이 소양인 식품이다. 그러나 닭고기, 개고기, 노루고기, 흑염소, 꿀, 인삼 등 열이 많은 성질의 음식은 해로우며 소양인이 고추, 생강, 파, 마늘, 후추, 겨자 등 맵거나 자극성 있는 조미료나 향신료가 많은 음식을 먹고 나면 흔히 머리가 아프거나 정신없어 한다.

사상체질 가운데 제일 수가 적은 태양인은 기가 담백한 음식이나 간을 보호하는 식품이 맞다. 특히 지방질이 적은 해물류나 채소류가 좋다. 간기능이 약한 태양인이 맵고 성질이 뜨거운 음식이나 지방질이 많은 중후한 음식을 즐겨 먹으면 간에 부담을 주게 된다.

전형적인 타입이라 쉽게 체질을 구분하여 어떤 운동과 음식이 맞는지 알면 좀 좋겠는가. 하지만 네 가지 밖에 안 되는 사상체질의 감별도 쉬운 일이 아니어서 어느 경우든 체질감별의 오진은 있을 수 있다. 사족이지만 전문한의사에게 상담하시라.

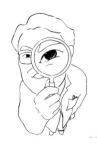

달리기가 심신에 좋은 이유

달려 본 사람들은 안다. 달린다는 것이 얼마나 고통을 견뎌내야 하는 자기와의 싸움인지를.

그러나 사람들은 그 고통을 알면서도 오늘도 달리고 또 달린다. 대체 왜 달리는 걸까? 왜 번거롭게 시간을 내서 매일 달려야만 하는 걸까?

달리면서 사람들이 알게 되는 놀라운 경험은 자신의 몸이 하는 말에 귀 기울이게 된다는 것이다. 원래 사람의 몸은 민감하지만 몸의 주인인 인간은 둔감하다. 몸은 늘 힘들고 피곤하다 못해 아프다고 아우성쳐도 인간은 무심하게 그냥 지나친다. 그러다가 내장이나 관절의 일부가 원래의 기능을 유지할 수 없을 정도로 고장이 나면 그때서야 후회를 하고 되돌려보기 위해 뒤늦은 요란을 떤다.

달리면서 사람들은 비로소 자신의 몸과 대화를 시작한다. 어디가 가장 먼저 피로해지는지에 주의를 집중하게 되고 어디가 아프다는 신호를 보내는지에 민감해지며 늘상 습관적으로 반복하던 숨 쉬는 것에 대해 다시 생각해 보게 되고 발의 조그마한 불편도 전신에 얼마나 큰 영향을 주는지에 대해 느끼게 된다.

달리고 나면 사람들은 알게 된다. 땀의 의미를 이해하게 되고 땀을 흘리고 난 뒤의 상쾌함이 좋다는 것을 느끼게 되며 고통을 견디어 내는 방법을 알게 되고 고통을 두려워하지 않는 담대함도 커질 뿐더러 고통을 이겨낸 자신을 대견스럽게 생각할 줄도 알게 된다.

스트레스가 쌓일수록, 피로해질수록, 술을 먹을수록, 살이 찔수록, 바쁜 사람일수록 더 달려야 한다. 달리는 것은 정신적 · 육체적 스트레스에 대한 적응력을 높이고 공격적인 감정들을 해소하는 정서 순화(mental change)에 가장 좋은 행위이다.

인체 내의 본능적인 경계 반응을 완화시켜 주고 긴장된 근육을 풀어주며 정신적 이완과 원기를 찾는 데 도움이 된다. 뿐만 아니라 자신감을 증대시키고 압박감이나 우울감으로부터 벗어나는 데에도 효과가 크다. 요컨대 일단 달리기 시작하면 스트레스의 강도를 줄이고 정신적 · 육체적 피로의 회복 시간을 단축시키며 여러 가지 질병들을 방어하는 데 큰 도움이 된다. 잠도 잘 온다.

달리면 좋은 가장 큰 신체적 이점은 심장과 폐의 건강이다. 달리는 중에 다리와 몸통에 붙은 커다란 대근육들이 심장과 동맥에 부담을 주어 줄기차게 활동하도록 함으로써 심장혈관계를 튼튼하게 한다. 뿐만 아니라 달리는 데 필수적인 산소를 혈액을 통해 근육으로 보내주기 위해 폐에 공기를 많이 들어오게 하거나 폐에 많이 머물게 하거나, 폐포의 확산 능력이 더 좋게 하여 더 많이 환기시키거나 하는 폐의 가스교환능력을 좋게 해 준다.

말이 좋아 심폐기능이지 호흡기능과 심장기능은 직접 생사가 걸려 있는 최후의 생존기능이다. 이들의 기능저하는 곧 생존능력의 저하를 의미한다. 나이가 들면서 저하되는 산소소비능력은 오래 살 수 있는 기능이 쇠퇴하고 있음을 말해주는 지표가 된다.

잘 알려지다시피 최근 증가하고 있는 심장질환은 현대사회에 있어서 최대의 사망요인으로 대두되고 있으며, 그 대표적인 위험인자 중의 하나가 바로 운동부족이다. 많은 연구결과가 운동이 부족하면 최대산소소비량이 저하되고 나아가 허혈성 심장질환에 걸릴 확률이 높다고 보고하고 있다. 그래서 달리기처럼 최소한 15분 이상 지속적으로 리드미컬하게 대근육군을 움직이는 유산소성 운동(aerobic exercise)이 장려되는 이유도 여기에 있다.

최대심박수나 최대산소섭취량으로 대표되는 유산소 능력은 심폐기능을 나타내는 황금지표(gold standard)이다. 그런데 유산소 능력은 연령과 반비례한다. 젊은이들 사이에는 평소 운동을 꾸준히 하지 않아도 큰 차이가 없으나, 연령이 증가되면서 운동이 부족한 사람들이 운동을 규칙적으로 하는 사람들보다 최대심박수와 최대산소섭취량이 더욱 낮아진다. 물론 연령이 증가할수록 심장의 펌프작용과 폐의 교환 능력이 퇴화하는 것은 당연한 현상이지만, 운동이 심폐 기능의 노화를 지연시켜 줄 수 있다는 것을 말해 준다.

사람들은 나이가 들면서 어떤 질병이 오는 것을 가장 두려워할까? 일단 쓰러지면 끝장이라는 중풍? 한번 약을 먹으면 평생 먹어야 한다는 고혈압? 결국은 주사를 맞아야 한다는 당뇨? 차라리 자는 듯이 죽을 수 있다는 심장병? 좋은 구경 오래할 수 없게 만드는 관절염? 비만 오면 일기예보를 하는 골다공증? 끝까지 걸리지 말았으면 하는 암?

나이가 들면서 오는 이런 질병들을 퇴행성 질환(degenerative diseases)이라고 한다. 말 그대로 신체 기관이 나이가 들면서 퇴행성 변화를 겪게 되어 병이 된 것이다. 그런데 이러한 퇴행성 질환의 근본적인 원인은 혈관의 노화다. 혈관의 나이는 주민등록증상의 나이와 다르다. 다시 말하자면 혈관이 젊거나 늙은 만큼 젊음도 달라진다.

혈관, 특히 동맥을 탄력있고 젊게 하는 방법은 혈류수송 활동의 템포를 다르게 하는 것이다.

운동을 해서 심장으로부터 많은 혈액을 내보냈다가 휴식을 취함으로써 일상적인 혈류량이 되는 것을 반복하는 것이다. 동맥을 팽창시키고 수축시키는 활동을 반복함으로써 더욱 강하고 탄력있게 만들 수 있다. 혈압을 120/80으로 일정하게 유지할 수 있는 것은 바로 동맥의 이같은 탄력성 덕분이며, 젊을 때의 뇌혈관은 1,400이나 되는 혈압도 견딜 수 있다고 한다. 달리고 나면 평소 손발이 찼던 사람도 따뜻해짐을 느낄 수 있는 것도 근육 내에 있는 모세혈관의 밀도나 숫자가 증가되면서 손끝, 발끝까지의 혈액순환이나 심장으로의 정맥 환류량이 늘어난 덕분이다.

규칙적으로 달리면 신체 중 가장 많은 부피를 가지고 있는 다리의 근육량이 늘어나 근육이나 관절이 강화될 뿐더러 당분이나 지방 등 운동

에너지를 쓰는 능력이 좋아짐으로써 당뇨는 물론 비만에도 좋다. 더욱이 달리는 것은 체지방을 줄여 신체를 날씬하게도 하지만 특히 식욕을 대체할 수 있는 좋은 방법이다. 단 배고픔을 느끼지 않도록 하기 위해서는 60분 정도로 좀 오래 달려야 한다.

지방과 함께 문제가 되는 것이 콜레스테롤이다. 하지만 달리게 되면 혈관 내에 들어 있는 지방이나 혈관벽에 붙어 있는 지방단백질 덩어리인 콜레스테롤을 제거해 주는 좋은 콜레스테롤(HDL-C2)이 혈관 청소를 해 줌으로써 심장병, 동맥경화의 예방이 가능하다.

폐경기 이후에 골다공증이 걱정되는 여성이라면 더욱 달려야 한다. 뼈는 길이방향으로 운동부하를 가해야 골밀도가 높아지게 되는데 달리는 것이 가장 효과적이다. 만일 나이가 많아서 골절이 우려되면 거의 뛰듯이 바삐 걷기라도 해야 한다. 운동을 해야 골밀도가 적게 감소되기 때문이다.

어쨌든 이런 좋은 장점에도 불구하고 매일 달리려면 주의해야 할 사항도 많다. 달리기 전의 컨디션 조절이나 준비운동은 물론이고 달리는 강도나 횟수, 시간을 조심해서 정하지 않으면 달리다가 갑자기 쓰러져서 돌연사(sudden death)할 수도 있다. 특히 40대 이후라거나 관상동맥 질환이나 고혈압 등의 심장질환자들은 전문가에게 달리기 처방(exercise prescription)을 받아야 안전하다.

일단 달려보자. 매일 일정하게 달려보면 알게 된다. 무엇보다 어제의 몸이 오늘의 몸과 다름을. 좀 더 달려보면 알게 된다. 젊었을 때의 몸과 현재의 몸이 다름을. 그리하여 깨닫게 된다. 아무 것도 가지지 않고 달리는 것이 앞만 보고 달려온 내 인생이 더 늙고 병들기 전에 준비해야 하는 최소한의 적극적인 행위라는 것을.

사계절 운동건강법

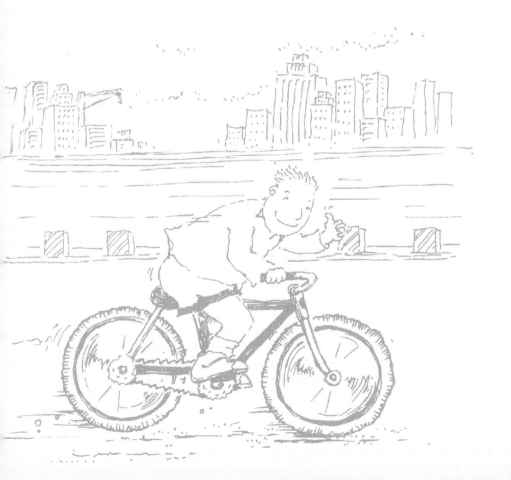

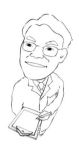

몸의 이상으로 느끼는 봄소식, 춘곤증을 이기자

몸에도 봄이 왔음을 알리는 이상신호 중의 하나가 춘곤증(春困症)이다. 날씨가 풀리면서 몸도 풀려 나른함과 졸음을 호소하는 사람들이 많아지고 아침에 일어나도 피곤이 다 풀리지 않아 머리가 띵하고 식사만 했다 하면 눈꺼풀이 저절로 내려앉아 졸음이 쏟아져 정신을 차릴 수가 없게 된다. 특히 운전자들 중에는 차를 몰고 가는 도중에 밀려오는 잠을 견디지 못해 대형사고를 일으키기도 한다. 봄, 춘곤증이 찾아온 것이다.

이러한 현상은 겨우내 움추렸던 인체의 신진대사 기능이 봄에 기온이 높아지고 일광 노출시간이 길어져 활발해지면서 생기는 일종의 피로증세이다. 실제로 사계절 중에 피로를 가장 많이 느끼는 때가 바로 봄이기도 하다.

봄에 까닭없이 피곤하고 나른하게 졸리며 무력해지는 춘곤증은 체질, 영양결핍, 수면부족 등의 육체적 원인과 스트레스, 의욕상실 등의 정신적 이유로 발생할 수 있다. 식욕이 뚝 떨어지고 아침에 일어나도 머리가 맑지 못하여 띵하고 무거운 것이 육체적 피로에 의한 것이라면, 몸에 뚜렷한 이상없이 일과 생활에 흥미와 의욕이 사라지고 나른한 상태에서 땅속으로 가라앉는 느낌에 사로잡히는 것은 정신적 피로 때문이다.

피로는 쌓아두지 말고 피로를 느끼게 되면 그날 곧바로 충분한 수면이나 적절한 휴식 등으로 그때그때 풀어주는 것이 중요하며 이를 위하여 하루 7~8시간 정도의 숙면을 취하는 것이 좋다. 피로를 제때 풀어주지 못하면 누적돼 만성적인 피로를 불러들이고 이어 몸의 저항력이 떨어져 만병의 근원으로 둔갑하기도 한다.

특히 직장인들은 밤의 길이가 짧아지면서 수면시간이 부족하고 아침식사를 거르다보면 영양부족까지 초래하여 춘곤증이 생기기도 한다. 따라서 규칙적인 생활과 운동을 하면서 술, 육류나 인스턴트류 식품의 섭취를 줄이고 제철 채소나 과일을 많이 먹어야 봄에 특히 부족해지기 쉬운 비타민을 충분히 공급해줄 수 있다.

춘곤증은 주로 선천적으로나 후천적으로 기운이 부족한 사람에게 많이 나타나며 비위(脾胃)기능이 약하거나 담음(痰飮)이 많은 사람에게 발생하기도 한다. 겨울 동안 영양섭취가 충분히 이루어지지 않았기 때문에 왕성한 봄의 동적(動的) 기운을 감당하지 못하여 기허(氣虛)한 현상인 춘곤증이 나타나는 것이다. 따라서 한방적인 치료방법은 조화심신(調和心身), 보비위(補脾胃), 순기(順氣)의 방법을 위주로 부족한 양기(陽氣)와 진액(津液) 또는 부족한 장기(臟器)의 기운을 보(補)해주거나 담음을 제거하는 약물을 사용하여 치료한다. 흥미로운 것은 이러한 한약의 성분 중에는 비타민이 많이 함유되어 있다는 것이다.

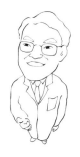

봄철운동은
부담 적은 걷기부터

평소에 운동을 하지 않던 사람들도 운동하고 싶어지는 계절이 봄이다. 한의학적으로 볼 때 봄은 양(陽)의 기운이 소생하는 계절이다. 낮이 밤보다 길어지고 대지의 기운도 양이 왕성하게 되면 만물 또한 동적이고 적극적으로 된다. 자연히 사람의 생리적 활동도 왕성해지면서 자꾸만 밖으로 나가 움직이고 싶어진다.

하지만 선천적으로나 후천적으로 기운이 부족한 사람, 비위(脾胃)기능이 약하거나 비생리적인 대사물질인 담음(痰飮)이 많은 사람, 겨울 동안 과로하였거나 영양섭취가 충분히 이루어지지 않은 사람, 수면이 부족한 사람들은 봄의 이러한 자연스런 욕구를 감당하지 못해 기가 부족하거나 허약한 증상(氣虛)인 피로상태를 나타내게 된다. 그래도 좀 움직여 보려고 애를 써 보지만 날씨가 풀리듯 몸도 풀려 나른함과 졸음을 호소하는 사람들이 많아지고, 아침에 일어나도 전날의 피곤이 다 풀리지 않아 머리가 띵하고 점심식사 후에는 졸음이 쏟아져 누울 자리부터 찾게 된다.

자연의 법칙에도 음양(陰陽)이 있듯이 운동에도 음양이 있다. 크게 나누어 운동시간이 짧아 운동을 위한 에너지를 내는 데 산소가 필요 없는 대사과정을 이용하는 무산소성 운동과 운동 강도가 낮으면서 시간이 길어 산소를 많이 필요로 하는 유산소성 운동으로 대비된다.

두 가지 운동의 대사적 특성이 정반대라 운동의 효과면에서 커다란 차이를 가져오기 때문에 운동을 하는 목적에 따라 선택하게 된다. 심폐지구력을 증가시키기 위해서는 장거리 달리기, 자전거 타기, 수영 등과 같은 유산소성 운동을 해야 하며, 근력이나 파워, 근지구력을 개선하려면 웨이트트레이닝이나 서키트트레이닝처럼 기구를 이용한 무산소성 운동을 지속해야 한다.

그러나 겨울 내내 운동을 하지 않은 사람이라면 당연히 건강을 해치지 않는 안전한 범위 내에서 운동의 강도나 시간, 빈도를 설정해야 하며, 운동이 재미있고 즐겁기 위해서는 무엇보다 자신이 좋아하는 운동종목이 선택되어야 한다. 처음에는 걷기와 같은 가벼운 운동부하로 시작하여 피로가 누적되지 않는 범위 내에서 조금씩 높여 가야 한다. 일시적이고 갑작스런 강한 운동은 인체에 부담을 주고 때로는 사고의 원인이 되기도 한다.

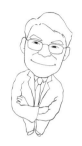

봄철 격렬한 운동땐
오히려 피로 가중

사계절의 기후변화에 순응하는 것을 양생(養生)의 근본이라고 보는 한의학에서는 봄철의 격렬한 운동은·피로를 가중시켜 오히려 해가 될 수 있기 때문에 가급적 삼가는 것이 좋다고 한다. 봄 3개월을 한의학에서는 발진(發陳)이라 하여 천지가 모두 생기가 나고 만물이 번성하게 되는 시기로 보았다. 이 시기에는 밤늦게 잠자리에 들고 일찍 일어나서 정원을 활보하고, 마음과 육체를 느긋하게 하여 의지를 새롭게 하도록 하였다. 또한 생명체를 살리고 죽이지 말며 남에게 주고 빼앗지 말며 상은 주고 벌은 주지 말라고 하여 이를 봄에 적용되는 양생의 법칙이라 하고 이를 어기면 간(肝)을 손상한다고 하였다.

이런 봄철에 자주 실시하면 좋은 것으로 스트레칭이 있다. 낮잠을 자고 일어난 개나 고양이를 잘 관찰해보면 그들은 눈을 뜨자마자 걷거나 뛰지 않는다.

일단 눈을 뜨면 몸을 일으켜 양발을 앞으로 쭉 뻗고 상체를 최대한 뒤로 뺀다. 마치 기지개를 켜는 듯한 이러한 행동은 발목, 팔꿈치, 어깨, 등,

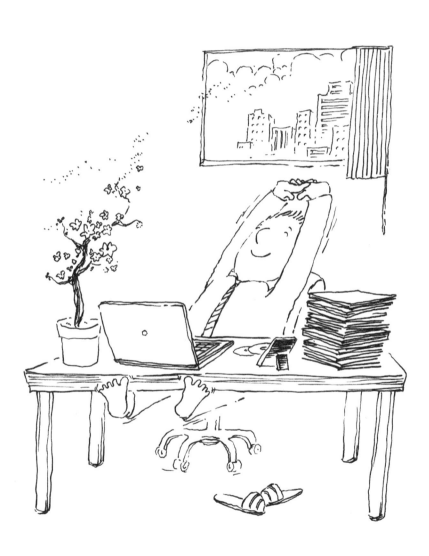

배 등의 연결근육을 이완시켜 주는 훌륭한 스트레칭 동작이다. 겨우내 낮은 온도와 활동부족으로 굳어진 근육은 갑작스런 동작과 활동으로 쉽게 손상받을 수 있으므로 긴장된 근육과 신경을 펴 주는 운동이 필요하다.

스트레칭은 체온을 높여 언제라도 운동을 할 수 있게 해 주는 준비운동의 한 부분일 뿐더러 언제 어디서나 손쉽게 할 수 있는 운동이다. 아침에 일어나 운동을 시작하기 전뿐만 아니라 집이나 교실에서 또는 길에서 오랫동안 서 있거나 앉아 있을 때 자주 근육의 길이방향으로 쭉 펴주는 스트레칭의 자세를 잡아보자. 하루 중 여유시간이 있으면 좋아하는 음악에 맞춰 동작을 취해보면 더욱 좋다.

스트레칭은 한의학적으로도 스트레스나 우울 등 정신적인 음적 요소와 활동부족과 구부정한 자세 등 신체의 음적 요소를 신전시키고 항진시켜 음양의 균형을 조절해 주는 좋은 양생법으로, 퇴계선생 실내체조법[活人心方]을 비롯한 선인들의 저강도 운동법[導引法]에 많이 활용되어 왔다.

자칫 피곤해지기 쉬운 봄철의 피로를 극복하고 활기찬 생활을 위해서는 적당한 운동 외에도 계절변화에 맞는 규칙적인 생활리듬의 유지, 제철 음식을 통한 충분한 영양섭취 및 기분전환 등의 요소가 골고루 필요하다.

〈스트레칭 방법〉

1. 두 손을 깍지끼고 하늘을 향해 뒤집으며 최대한 쭉 편 상태로 15초 정도 자세를 유지한다.

2. 두 손을 뒤로 하여 깍지를 끼고 위로 천천히 그리고 최대한으로 올리면서 가슴을 편 상태를 10초간 유지한다.

3. 한쪽 팔을 머리 뒤로 올려 맞은 편 어깨에 닿게 한 다음 다른 손으로 팔꿈치 뒤를 붙잡고 천천히 당겨 10초간 유지한다. 좌우를 교대로 실시한다.

4. 한쪽 발을 다른 쪽 발 앞에다 두고 벽을 향해 상체를 천천히 수그린 다음 이 자세를 20초간 유지한다. 좌우 발을 교대로 실시한다.

5. 한쪽 손을 뻗어 벽을 향해 선 자세로 한 쪽 발을 뒤로 하여 반대편 손으로 발끝을 붙잡고 천천히 올린 다음 20초간 자세를 유지한다. 좌우 발을 교대로 실시한다.

6. 4와 동일

7. 전방을 향해 차려자세로 똑바로 선 상태에서 두 다리를 어깨넓이 만큼 벌리고 무릎을 약간 구부린 기마자세를 30초간 유지한다.

8. 두 다리를 어깨넓이 만큼 벌리고 무릎을 편 채 허리를 구부려 양 손으로 각각 해당 발등에 닿게 한 다음 자세를 20초간 유지한다.

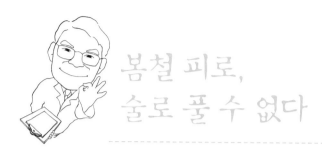

봄철 피로,
술로 풀 수 없다

봄이 되면 대학은 방학의 휴식기를 보낸 후 교수연수다 개강파티다 MT다 체육대회다 해서 바빠지고 대부분의 직장에서도 야외 모임이나 회식이 잦아진다. 으레 일년 동안 잘해 보자는 다짐이나 구호가 앞서지만 실은 날씨가 좋아지고 꽃도 피어 바깥으로 향하는 사람들의 마음도 일조를 한다. 이럴 때 문제가 되는 것은 술이다.

봄은 한의학에서도 나고 자라고 열매 맺고 거두어들이고 갈무리하는 생·장·화·수·장(生長化收藏)의 시발점이요, 몸 안에서는 생기가 돌아 몸의 나쁜 물질을 해독해내는 간(肝)의 기능이 왕성하여져야 하는 발생의 시기이다. 이때는 바깥에서 생동하는 봄의 기운을 마음껏 느껴 보는 것도 중요하지만, 일과 휴식의 적절하고 규칙적인 리듬과 제철 음식으로 몸을 보양하지 않으면 쉽게 피곤해지기 쉬운 계절 또한 봄이다.

그러나 많은 직장인들은 잠과 휴식보다 손쉬운 술로 그날의 피로를 풀려고 한다. 알코올은 적당량일 때만 피로회복에 도움을 줄 수 있다. 애주가들은 알코올의 혈중농도 0.01~0.05% 정도에서는 스트레스가 해소되고 정신적으로 기분을 상쾌하게 할 뿐만 아니라 말초조직에서의 신진대사가 촉진되어 피로회복에도 유용하다고 강변하고 있지만, 퇴근시의 딱 한잔이 과음을 부르고 또 매일의 음주로 인하여 오히려 피로가 누적되고 영양의 불균형이 생겨 건강과 가족의 행복을 해치게 되므로 음주는 절제해야 한다.

대신 아침에 일어나 산보와 같은 가벼운 운동을 규칙적으로 하며 점심을 먹은 뒤엔 편안한 자세로 잠시 낮잠을 즐기는 것은 도움이 된다. 대부분의 피로가 운동부족에도 그 원인이 있음을 생각한다면, 맨손체조, 걷기, 조깅, 등산, 수영, 테니스, 배드민턴, 에어로빅, 체조 등 무슨 종목이든지 좋다. 다만 각자의 여건과 기호에 맞는 운동을 자발적으로 꾸준히 하는 것이 중요하다. 정신노동자뿐만 아니라 육체노동자나 집에서 많은 노동을 하는 가정주부에게도 운동은 절대 필요하다. 노동은 신체 근육 능력의 40% 정도를 사용하면서 장시간의 근육활동으로 일정 부분의 근육에 과로를 축적시키며 척추 및 각 관절에 무리를 준다. 하지만 신체 근육의 80% 이상이 참여하는 운동은 심폐기능의 강화와 혈액순환의 촉진으로 신진대사 기능과 면역기능을 높여주고 전신 관절을 윤활하게 하여 신체에 활력을 준다.

그러나 지나친 것은 부족함만 못한 법이다. 몸에 좋은 운동도 격렬하거나 너무 장시간 하게 되면 피로를 가중시켜 오히려 해가 될 수 있기 때문에 1~2주 단위로 조금씩 체력 상태에 맞게 늘려나가는 것이 좋다.

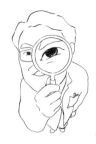

봄철 영양불균형도
통증지속인자

'봄꿈은 개꿈' 이라는 말이 있듯이 날씨가 풀리면 유난히 잠도 많을 뿐더러 내용도 알 수 없는 꿈은 왜 그리 많이 꾸는지. 게다가 피곤하기도 하지만 몸도 여기저기 쑤시면서 뻐근해지기 일쑤이다.

흔히 춘곤증은 낮과 밤의 일교차가 심해지면서 몸이 날씨에 적응해 가는 현상이라고들 말한다. 봄에는 특히 겨울철에 비해 비타민 소모량이 3~10배 가량 증가하게 되고 다른 영양소에 대한 요구량이 많아지면서 영양섭취가 불충분하면 비타민 결핍증 등이 나타나기도 한다.

수용성 비타민(비타민 B, C, 엽산), 미량원소(칼슘, 칼륨, 마그네슘, 아연) 및 철분의 결핍과 같은 영양의 부조화는 골격근에 통증을 유발하는 동통점에 대한 감수성과 민감성을 증가시킬 수 있다. 예를 들면 대퇴를 안으로 돌려주는 근육은 특이하게도 하지길이 차이와 같은 신체적 불균형에 의해서 동통점이 활성화되거나 지속되지는 않는 반면, 비타민 부족, 빈혈, 만성 감염이나 갑상선 기능저하증과 같은 전신적 유발인자에 의해 지속되는 것으로 나타나 대퇴 내전근은 이러한 인자들에 대한 간접적 진단방법으로 이용되고 있다.

연구자들은 근육통증 환자의 상당수가 비타민 B 복합체, 특히 B_1, B_2, B_6, B_{12}나 엽산이 부적합한 수준에 있을 경우 지속적인 통증을 호소한다고 말한다. 또한 자신들은 적합한 식사를 하고 있다고 생각하는 만성적인 근육통을 가진 환자들의 상당수가 정상 범위의 정도나 그 이하의 혈청 비타민치를 가지고 있었으며, 대부분 아무런 특수치료없이 비타민 공급만으로도 통증이 해소되었다고 보고하고 있다.

따라서 봄에 근육통이 지속되는 사람들은 술을 줄이고 수면시간을 늘리면서 아침은 꼭 챙겨 먹되 비타민 B가 많은 보리, 현미, 깨 등과 비타민 C가 풍부한 신선한 야채, 과일을 많이 먹도록 한다. 제철 음식으로 봄철 입맛을 돋우는 데 좋은 달래, 냉이, 쑥갓, 미나리, 쑥, 두릅 등 산뜻한 봄나물도 좋다.

허약한 기능의 증진이라는 한약의 원래적인 효능 외에도 보약재에 대한 성분 분석에 의하면 비타민과 엽산 등이 많이 포함되어 있는 것으로 나타났다.

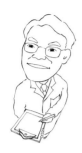

봄의 불청객, 알레르기

모두들 기다리던 봄이 싫은 사람들도 있다. 겨우내 움추리고 있던 몸이 제흥에 겨워 밖으로 내모는데도 한사코 방콕(?)만 고집한다. 봄소식과 함께 오는 불청객, 알레르기 때문이다.

계절이 바뀔 때 알레르기성 질환이 나타나기 쉽다. 특히 봄에 내리는 눈, 꽃가루가 거리에 휘날리면 눈 비비고 긁고 재채기 하느라 정신이 없다. 또한 습진은 유독 봄에 발병하기 쉽다.

원인도 너무 많고 혁신적인 치료법도 뚜렷하지 않은 알레르기는 한마디로 알레르기를 일으키는 원인이 되는 항원에 대한 과민반응으로 이상면역질환이다. 그러나 이런 간단한 정의와는 달리 알레르기는 너무도 다양하고 복잡하다. 뿐만 아니라 알레르기 환자는 날로 급증하고 있으며 우리 나라도 예외는 아니다. 현재 미국은 전 국민의 20%, 즉 5명당 1명이 알레르기 질환에 걸려 있고 매년 0.25%씩 증가하고 있다.

알레르기가 이제는 너무나 흔한 질병이 되어버린 탓에 우리 생활 주변 의·식·주 어디서나 그 구체적인 예를 얼마든지 볼 수 있다. 의류계에 혁신을 가져온 나일론 등의 합성섬유와 일상생활에 정착되어 있는 폴리에틸렌 등의 합성수지제품은 제조과정에서의 각종 화학물질에 의해 피부나 점막에 알레르기성 접촉피부염을 일으킨다. 그런가 하면 안경테, 의치, 팔목시계줄, 플라스틱제 우산, 양산 손잡이 따위의 접촉이 문제가 될 뿐만 아니라 자동차, 가구, 악기의 도료로 광범위하게 쓰이는 폴리우레탄과 같은 물질은 악명이 높다.

또한 귀걸이, 목걸이, 반지, 팔찌 같은 액세서리나 장신구, 고무장갑, 고무장화, 가죽구두의 착용도 안심할 수 없다. 인스턴트식품과 패스트푸드의 유행과 빵, 과자, 껌에 이르기까지 방부제, 인공감미료, 식용색소 등의 첨가제에 의해 식품알레르기를 일으킨다는 것은 이미 알려져 있다. 초근목피를 원료로 했던 약물이 합성시대로 들어서면서부터 항생제 쇼크를 비롯한 약물알레르기가 속출하고 있다. 또 스킨로션, 파라솔크림, 립스틱, 마스카라, 모발염색제, 매니큐어 등이 보급됨에 따라 화장품 알레르기도 빈번히 발생하게 되었다. 그뿐만이 아니다. 대기오염 등 환경오염에 의한 공해는 기관지천식이나 호흡알레르기 질환을 유발하거나 악화시킨다.

또 직업성알레르기도 요즈음 주목을 끌고 있는데, 빵집천식, 목동들의 비듬천식, 도서관직원의 도서천식, 목수들의 목재천식, 양계장천식, 모피상인의 폐 등 이루 헤아릴 수 없이 많다.

그 외에도 우울, 상심, 낙담, 신경질, 불화 등의 정신신경요인과 호르몬 등의 내분비성 원인, 감기 등의 감염증을 비롯, 실로 현대생활에 있어서 알레르기와 관련되지 않은 요소가 없다고 해도 과언이 아닐 정도이다.

이러한 알레르기성 질환에는 하나의 공통적인 소인이 있는데, 유전적인 영향을 많이 받는다. 즉 환자의 가족, 친척에 알레르기성 질환이 있는 것을 흔히 볼 수 있다. 유전이라 해서 기관지천식이 있는 부모의 자녀에게 같은 천식만 생기는 것이 아니라 알레르기 반응을 일으키기 쉬운 체질이 유전하므로 가족 중에 다양한 알레르기성 질환을 볼 수 있다. 양친이 알레르기성 질환이 있는 경우는 70%, 모친에게만 있는 경우는 50%, 부친에게만 있는 경우는 30%의 비율로 자녀에게 알레르기성 질환이 나타난다고 한다.

알레르기성 인자를 가진 사람은 우선 수면, 기상시간, 식사습관 등 일상생활의 리듬을 깨지 않도록 해야 한다. 피로하거나 과로하지 않고 과식을 피하고 충분한 수면을 취하면서 정신적 부담을 갖지 말고 항상 즐겁게 지내도록 노력해야 한다. 적당히 노래를 부르거나 악기연주를 하는 것도 좋다.

습도가 너무 높거나 낮아도 문제가 될 수 있으므로 실내의 상대습도를 40~50%로 유지시키는 것이 좋다. 온도에 의한 영향을 최소화하기 위해 찬물이나 찬공기에 갑작스런 접촉을 피하고 오래 노출시키지 않으며 찬음식은 가급적 피한다. 또 목욕 후 체온이 떨어지게 되므로 목욕은 저녁 때나 밤보다 오후 2~3시경에 하도록 하고 옷을 너무 두껍게 입지 않도록 한다.

원인이 되는 물질(항원)을 피하고 피할 수 없는 경우는 먼지제거용 마스크를 사용한다. 젖은 걸레로 청소하거나 청소 중이나 청소직후 방에 들어가지 않기, 속을 채워 넣는 소파 · 의자와 양탄자 · 두꺼운 커튼 치우기, 헤어스프레이 · 살충용 스프레이 · 페인트 · 배기가스 · 연기 피하기, 공기오염이 심한 장소 피하기, 가습기와 공기정화기 정기적으로 청소하기, 애완동물 실내에서 키우지 않기 등등⋯. 먼지진드기는 천식의 원인이 되므로 가능한 한 먼지를 적게 할 수 있는 방법을 사용한다. 또 과거에 약물에 대한 과민반응이 있었는지 잘 살펴보고 그럴 경우 약물 사용에 주의한다.

격렬하지 않은, 숨이 약간 차고 땀이 약간 나는 적절한 운동은 면역기능을 향상시켜 주므로, 운동하기 15분 전쯤에 가벼운 준비운동을 하면 운동 유발성 천식을 예방할 수 있다.

한의학에서는 오장육부의 부조화나 허약성쇠가 원인이 된다고 보지만 질환과 치료와 관련하여 폐(肺)의 기능을 중요시하고 있으며, 피부 단련이나 호흡법은 폐의 기능을 항진시켜주기 위한 방법이다. 그래서 일반적인 약물, 침, 뜸, 부항치료 외에 냉수마찰, 일광욕, 풍욕, 복식호흡 등을 손쉽게 할 수 있는 치료법으로 권장하고 있다. 그 가운데 늦은 봄부터 시행할 수 있는 냉수마찰은 심장에서 먼 곳으로부터 가까운 곳을 향하여 마찰시키며 열기를 느낄 때까지 계속하는데, 마른 수건, 스펀지 등은 자극도 심하고 피부가 벗겨지므로 냉수에 담갔다가 물을 짜낸 수건을 사용하도록 한다.

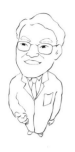

'더위 먹기' 예방하려면

한여름의 무더위에 지치게 되면 자연히 기운이 떨어지고 식욕도 없어지며 특별한 원인이 없는데도 불구하고 전신이 수척해지며 머리도 아프고 다리에 힘이 빠지고 몸에 열이 나면서 땀이 수시로 난다고 한다. 소변을 자주 보게 되며 색이 진해져서 황색으로 변하고 더위와 땀으로 인한 갈증 때문에 찬 음료와 음식물을 많이 찾다보면 배탈까지 겹쳐져서 설사증상과 함께 아랫배가 싸늘해지는 경우를 종종 볼 수 있다.

흔히들 '여름을 탄다', '더위 먹었다'고 말하는데 한의학에서는 이러한 증상을 주하병(注夏病)이라고 한다.

여름에는 더운 날씨에 활동량이 늘어나면서 호흡이 촉진되고 체내의 산성화와 함께 염화나트륨의 농도가 저하되며 요단백이 나타나 소변이 노랗게 된다. 또한 위산분비와 위산의 산성도가 감소되면서 식욕이 부진해지고 소화불량이 자주 나타나며 간기능이 저하되어 쉽게 피로해진다. 뿐만 아니라 부교감신경이 자극되고 부신피질자극에 의한 호르몬의 분비가 증가되어 여러 가지 불쾌하고 짜증나는 증상을 나타내게 된다.

한의학의 교과서인《황제내경》에 보면 여름 3개월을 번수(蕃秀)라 하였다. 이때는 "땅과 하늘의 기운이 서로 합쳐져서 만물이 꽃을 피우고 열매를 맺게 되는 시기이므로 밤늦게 자고 아침 일찍 일어나서 햇빛을 가까이 하며, 성내지 않아서 마음을 화창하게 하며, 우울한 마음을 먹지 말고 흉금을 열어 몸과 마음이 바깥에서 활동할 수 있도록 해야 한다"고 하였으며 "이것을 어기면 가을에 심장에 병을 얻게 된다"며 여름철 건강관리의 요령을 설명하고 있다.

여름철은 외부의 높은 기온에 대해 일정한 체온을 유지하기 위한 생체조절기능의 일부로 나타나는 땀의 배출이 많은 계절이다. 이로 인하여 인체의 수분대사의 균형이 깨지기 쉽고, 계절적으로 낮이 길고 밤이 짧아서 생활이 불규칙해지고 체력소모가 많아져 질병에 대한 저항력이 떨어지기 쉽다. 그러므로 여름을 건강하게 지내기 위해서는 햇볕에의 지나친 노출을 피하고 찬 음식물을 지나치게 섭취하여 소화기능이 손상되지 않게 해야 한다. 커피, 홍차, 콜라 등 카페인 함유음료나 음주의 횟수를 가급적 줄이고, 심한 스트레스를 받거나 화를 내지 않도록 주의해야 한다. 또한 더운 날씨 탓에 먹는 양에 비해 활동량이 줄어들기 때문에 적절한 체중을 유지하여 비만해지지 않도록 노력해야 한다. 그러기 위해서는 조깅이나 걷기, 수영 등과 같은 적절한 신체운동이나 깊게 숨쉬기와 같은 이완운동으로 자주 기분전환해 주는 것이 좋다. 1년 중 건강관리에 가장 힘써야 할 때가 바로 여름철이다.

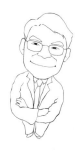

열사병과 한여름

여름철에 운동을 할 때 더운 날씨인데도 갑자기 한기가 들고 소름이 끼치거나 닭살 돋듯 털이 쭈뼛쭈뼛하고 작은 모자를 쓴 듯이 머리가 옥죄면서 어지럽고 아프고, 구역질이 나면서 토한다면 운동을 즉시 멈추어야 한다. 심한 열병과 열사병은 중풍과 마찬가지의 응급상태이기 때문에 급히 고온 환경에서 벗어나게 하고 체온을 낮추어 주면서 전해질을 공급해주지 않으면 의식을 잃고 혼수상태에 빠질 수도 있다.

이때 체온 조절의 기준은 일반적인 피부체온이 아니라 직장(항문)온도여야 하며 열사병 환자의 경우 일반적으로 직장체온이 41도 이상이다. 그 밖에 저혈압, 빈맥, 혈액량 감소가 흔히 나타나면서 저혈당증, 저칼륨증 및 저칼슘증을 보인다. 한의학에서도 한여름[中暑]에 몸에 열이 나고 땀이 비오듯 하거나 토하고 설사하면서 물을 찾는 중갈(中暍)의 증상을 치료하지 않으면 위험[險症]에 빠질 수 있다고 보고 익원산(益元散), 인삼백호탕(人蔘白虎湯)을 비롯한 많은 응급 처방을 마련해놓고 있다.

여름철에 운동을 할 때 물을 많이 마셔야 한다는 것은 상식에 속한다.

그러나 적절하게 수분이 섭취되고 있는지 늘 신경을 쓰고 있을 수 없기 때문에 여름철에는 자신의 소변을 늘 관찰해야 한다. 즉 소변 색깔이 맑고 소변량이 적당하며 시원하게 볼 수 있어야 한다.

평상시 1시간 이내의 운동에서는 생수면 충분하지만 여름철에는 반드시 당과 전해질이 들어있는 이온음료를 마셔야 하며, 1시간 이상의 훈련이라면 운동 전, 운동 중 뿐만 아니라 운동 후에도 규칙적이고 지속적으로 섭취해야 한다. 연구결과 더운 날씨의 운동에서는 15분마다 150~200ml씩 마셔야 한다고 보고하고 있다.

한의학에서도 열사병이 일어나는 이유나 과정에 대해 습하고 뜨거운 기온이나 이에 의한 몸의 나쁜 기운[濕熱之邪]이 체내에 비생리적인 대사물질인 담(痰)을 생성하여 질병을 일으키게 되는 것으로 설명하고 있다. 이 탁한 담 성분이 심장을 싸서 보호하고 있는 심포(心包)를 침범하면 심장이 신지(神志)를 주관하는 본래의 기능을 잃게 됨으로써 정신을 잃게 되며[神昏 또는 昏厥], 또한 습하고 뜨거운 기운은 쉽게 신체의 대사 통로를 막고 풍을 발생시키기 때문에[閉竅動風] 고열이 뜨고 귀에 소리가 잘 안 들리고 헛구역질을 하며 몸을 떠는 증상을 나타내면서 쓰러지게 된다고 한다. 따라서 이러한 위급한 증상을 치료하기 위하여 우선 막힌 기운을 소통시키고 탁한 담(痰)을 없애줌으로써 막힌 곳을 뚫어 주는 치료법을 써야 하며 이를 위하여 사향, 석창포, 울금 등의 방향성 약재와 죽엽, 치자 등의 열을 내려주는 약재를 함께 배합하여 처방하고 구급혈에 자침하여야 한다.

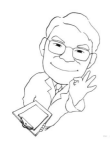

여름철 설사

여름철에 우리의 몸을 비유하자면 우물과 같이 생각할 수 있다. 무더운 여름철에는 우물 속이 차서 시원한 물을 얻을 수 있고, 겨울철이면 반대로 우물물이 다른 곳의 물보다도 따뜻한 것을 볼 수 있다. 우리 몸도 마찬가지로 겨울에는 인체의 바깥쪽은 추위를 많이 느끼게 되지만 내부 장기는 오히려 따뜻한 상태가 되며, 여름이 되면 피부 바깥쪽으로는 더운 기운을 많이 느끼게 되어 땀이 많아지고 열도 많아서 다른 사람이 옆에 있기만 해도 더운 느낌이 더해지지만 인체 내부의 장은 오히려 더 차가워져서 탈이 나기 쉬운 상태로 된다. 덥다고 해서 잘 때 배를 드러내놓고 자거나 찬 음료나 아이스크림 등을 많이 먹게 되면 겉에서는 시원하게 느껴지지만 차가운 기운이 많은 내장은 더 차져서 배탈이나 설사가 잘 생기게 되는 것이다.

한의학에서는 머리 부분은 시원하게 하고 배 부위는 따뜻하게 하는 것이 좋다고 한다. 이것은 내부장기 특히 소화기관은 차가우면 탈이 나며 따뜻하게 해주면 편안해지기 때문이다. 그래서 여름철 갑자기 설사

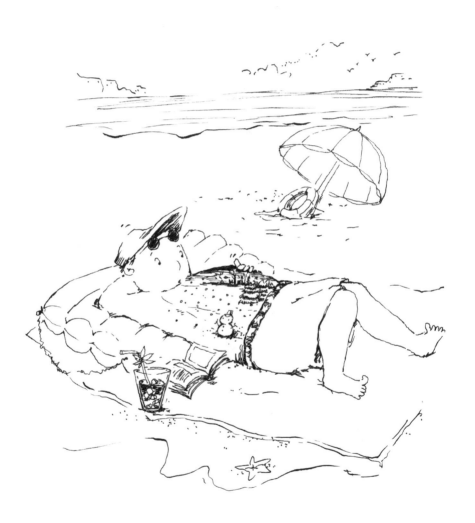

를 할 때 배꼽 상하좌우 약 1.5 cm 부위의 경혈에 뜸을 떠서 치료한다.

여름철 설사는 선천적으로 소화기능이 약한 사람에게 많이 발생하며, 돼지고기 등 찬 성질을 가진 고기를 먹거나 또는 흔히 잘못된 음식물의 섭취로 인해 나타나게 된다. 인체는 방어 보호본능으로 이물질이 체내에 들어왔을 때 이것을 흡수하지 않고 바로 설사를 통하여 배설함으로써 인체에 미치는 손상을 최소한으로 하려는 작용을 하게 되는 것이다.

일단 설사를 비롯한 배탈이나 식중독을 피하기 위해서는 끓인 음식물을 먹도록 하며, 찬 음료나 여름과일 등을 너무 많이 먹지 않도록 하는 것이 중요하다. 그리고 잘 때에는 배를 차지 않게 하는 것에도 신경을 써야 한다.

예로부터 우리 선인들은 음식물의 섭취에 있어서도 자연의 오묘한 변화와 이치에 잘 적응하였는데, 여름에 즐겨 먹는 시원한 냉면에 더운 성미의 겨자를 넣는다든지, 뜨거운 보신탕, 삼계탕, 육개장, 복죽을 먹고 복날에는 일부러 떡도 해 먹었던 것이다. 복날은 양기에 눌려 음기가 엎드려 있는 날이라고 했으니, 이때는 모든 사람들이 더위에 지쳐 있을 때이기도 하다.

푹푹 찌는 한여름 복날에도 우리는 뜨거운 국물을 마시면서 "시원하다"는 말을 한다. 차가운 음식물의 과도한 섭취로 자칫 소화기 계통이 냉해져서 손상되는 것을 막기 위해서 더울수록 따뜻한 음식으로 내장을 보하는 것을 여름철 건강관리의 철칙으로 삼았다.

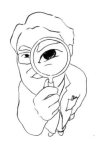

여름철 운동과 다한증

　운동을 할 때 인체 내에 발생하는 열은 평상시의 10~20배이며, 격렬한 운동을 할 때는 30배나 된다. 이러한 열을 처리하기 위해 우리 몸은 피부의 혈류량을 늘려 열손실을 많게 함과 동시에 땀을 흘려 열을 증발시키게 된다.

　일반적으로 여름에 가만히 앉아 있어도 하루 동안의 발한량은 1,500~2,000cc 정도인데, 이것은 높은 온도에서 심한 운동을 했을 경우 한 시간 동안 흘리는 땀의 양이 된다. 연구에 의하면 농구경기 중의 수분손실은 약 3,200cc에 달하며 마라톤 완주 후 체중감소는 평균 4~5kg인데 대부분 땀의 배설량으로 추정하고 있다. 적당량의 땀을 배출하는 것은 선수든 일반인이든 여름철 건강을 유지하는 데 매우 중요한 정상적인 생리활동 중 하나이다.

　그러나 땀이 정상적인 상황으로 배출된다면 인체의 체온조절과 체액상태를 조절하여 건강한 상태를 유지하게 해주지만, 과다한 땀의 배출은 정상적인 체액의 손실은 물론 기운의 손상을 유발하여 질병에 이르게 된다.

운동선수들 가운데서도 여름이나 더운 나라에서의 경기에 참가해야 할 때 고온적응에 실패하여 체온이 상승하거나 땀을 많이 흘리고 탈수에 의해 심한 피로, 두통이나 현기증, 구토를 호소하는 경우가 종종 있다. 땀을 비정상적으로 많이 흘려 치료가 필요한 다한증(多汗症)을 한의학에서는 크게 자한증(自汗症)과 도한증(盜汗症)으로 나누어 살피고 있다.

자한이란 평상시 옷을 두껍게 입지 않고 열도 나지 않는데 땀이 수시로 자연히 나오는 현상을 말하며 운동시 더욱 심하게 흘리는 것을 말한다. 이런 증상은 체표를 보호하고 외부에서 침입하는 나쁜 기운들로부터 인체를 방어하는 위기(衛氣)의 작용이 약해져서 땀구멍을 열고 닫는 작용을 충실히 하지 못하기 때문에 땀을 과다하게 흘리게 된다고 보고 있다.

도한이란 야간에 잠이 들면 땀을 흘리지만 눈을 뜨면 곧 땀나는 것이 중지되는 증상으로 스스로 땀이 나는 것을 전혀 느끼지 못하고 심한 경우 옷이나 이불을 적실 정도로 땀을 흘리기도 하는데, 이는 몸에서 진액(인체 내에서의 정상적인 체액)을 보호하고 추스리는 기운이 약하여 나타나거나 몸이 선천적으로 약할 때에 잘 나타난다.

이러한 자한과 도한은 반드시 치료해야 하며, 흔히들 여름철에 땀을 과다하게 흘려 체력이 약화되어 있는 사람에게 보약을 먹이면 약기운이 모두 땀으로 배설되고 만다고 하는 속설이 있으나, 이는 그야말로 근거 없는 얘기일 뿐으로 그럴수록 더욱 적극적인 치료가 필요한 것이다.

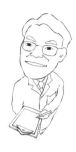

여름철 멍멍 보양식

가끔씩 여름철이면 스포츠 스타들, 특히 유명한 야구선수들이 즐겨 먹는 여름철 보양식에 관한 기사가 실릴 때가 있다. 그런 기사를 보고 있노라면 선수들이 좋아하는 기호가 참으로 다양하고 색다르다는 점에 놀라곤 한다.

여름철 보양식으로 가장 수난을 많이 당하는 것 중 으뜸은 아마도 견공들이 아닐까 싶다. 여름철 한국인의 견공사랑(?)은 매년 이맘때면 파리나 런던의 한국대사관 앞에서 한국인들을 규탄하는 시위가 열릴 만큼 유명해졌다. 특히 복날이 다가올수록 전국의 멍멍이들이 긴장한다고들 하지 않는가.

그러나 정작 여름철에 운동량이 많은 선수들이 보양식이 필요한 이유는 많은 양의 땀 배출과 훈련이나 경기시의 체력 소모로 인한 체내 단백질 요구량이 증가되었기 때문이다. 땀과 함께 혈장 성분도 빠져 나가 가뜩이나 식욕이 없는 더운 날씨에 먹는 것조차 변변치 않다면 쉽게 운동성 빈혈에 빠질 수 있다. 또한 훈련량이 늘어나거나 경기시 체력소모가 심할 때일수록 주요 인체 구성성분인 단백질 소모도 늘어 운동의 종류에 따라 다소 차이는 있으나 하루 체중 1 kg당 2g 이상의 단백질을 섭취해야 한다.

잘 알려진《동의보감》에는 특히 모구(牡狗), 즉 수캐가 좋다고 하였으며, "고기의 성질이 따뜻하고 맛은 시며 독이 없어서 오장을 편안하게 해주고 온갖 피로와 허약을 보충해 주며 혈맥을 도와서 장과 위를 두텁게 하여 골수를 메우고 허리와 무릎을 따뜻하게 하며 양기를 일으키고 기력을 더해준다"고 장황하게 설명하고 있다. 고기 외에도 음경, 혈액, 두개골, 뇌, 유즙, 치아, 심장, 간, 쓸개, 발 등 어느 것 하나 버릴 것 없이 모두 약재가 된다고 소개하고 있다.

사상체질상으로는 비위가 허약하여 소화가 잘 안 되고 속이 냉한 편이며 체질적으로도 약하여 오랜 시간 동안의 운동에 쉽게 지치고 땀을 많이 흘리면 어지러워하는 소음인 체질에 맞는 음식이다. 섬세하고 예민한 소음인은 먹은 것이 소화가 잘 되고 대변이 굳고 잘 보면 건강한 사람이라고 하는데, 먹고 체하는 적이 없다고 할 만큼 소화가 잘 되고 비위를 든든하게 보충시켜주며 손발까지 따뜻하게 해주니 얼마나 좋은 보약인가 말이다.

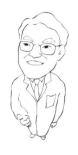

여름철
한방 피부관리법

태양이 이글거리는 무더운 여름철. 본격적인 바캉스 시즌이 시작되면 강한 햇빛에 노출돼 검게 그을리고 까슬까슬해진 손상된 피부를 어떻게 손질할까 고민하는 여성들이 많다. 거칠어지고 손상된 피부에 유익한 한방 피부관리법을 소개한다.

한의학에서는 피부를 기(氣), 혈(血), 폐(肺)와 밀접한 관계가 있는 감각기관이라 보고 있으며, 피부질환의 발생여부를 체내면역계통의 방어기능을 가진 위기(衛氣)의 성쇠(盛衰)에 따라 다르게 나타난다고 보고 있다. 따라서 당연히 피부질환의 한방치료도 원인 장기별, 부위 경락별 또는 전체적인 몸의 상태에 따라 다를 수 밖에 없으며, 반드시 안정과 식이요법을 동시에 병행해서 치료하도록 하고 있다.

우리가 피할 수 없는 햇빛에는 여러 종류의 파장이 발생하며, 그것을 크게 나누면 가시광선, 적외선, 자외선으로 분류되는데 적외선은 770nm 이상, 자외선은 200~400nm의 파장을 말한다. 여름철에 주로 문제가 되는 자외선은 피부과 영역에서 대단히 중요한 역할을 하는데 세분하여

UVA, UVB, UVC로 나누어지며 이 중 UVA는 즉시색소침착(Immediate pigment darkening)을 유도하며 UVB는 즉시색소침착을 나타내지는 않지만 지연색소침착(Delayed melanogenesis)과 일광화상을 유발한다. 이를 좀더 상세히 설명하면 즉시색소침착은 일광노출 수분 후부터 나타나기 시작하여 6~8시간 후에 서서히 없어지기 시작하나 색소침착은 24~36시간 후까지도 나타나는 것을 말하며, 지연색소침착은 노출 72시간 내에 나타나며 멜라닌 세포의 숫자 및 크기가 증가한다. 일광화상은 UVB에 의한 말초혈관 주위의 단백질 산화현상 때문으로 짐작된다.

자외선으로 인한 색소침착의 국소요법으로 한의학에서는 냉우유나 찬물로 세수하거나 찜질을 하며 0.3% 백반용액으로 냉찜질과 세수를 하게 한다. 휴식과 안정을 취하면서 동시에 닭, 거위, 훈제육을 피하고 배를 먹으면 좋다. 손상이 아주 심해 일광화상이 된 경우 대황, 활석 등의 약물로 구성된 육선산(六仙散)을 바른다. 자외선에 의한 피해를 예방하는 방법으로 일광에의 노출시간을 서서히 증가시킬 것을 권한다.

내부 장기의 이상에 의한 것이 아니라 단지 자외선 때문에 기미가 짙게 나타나는 사람은 미역이나 다시마물로 매일 세수할 것을 권한다. 미역이나 다시마를 깨끗이 씻어 약간 잠길 정도로만 물을 부어 하룻밤 재워 두면 물에 해초의 엽록소가 빠진다. 이것으로 세수를 하면 멜라닌 색소가 본래대로 환원하는 효과를 볼 수 있다. 한의학 교과서에는 미역이나 다시마의 약의 성질[氣味]이 차서 번열감을 없애주고, 이수(利水)작용이 있어 소변이 잘 나오게 할 뿐만 아니라 피부의 종양이나 지방질 덩어리를 제거해주며 딱딱하게 굳은 것을 풀어주는 역할을 한다고 되어 있다. 또한 해조류에는 무기질이 많고 자연 보습인자가 들어 있어 피부에 수분을 공급하고 손상된 각질층을 재생시킨다. 때문에 기미가 꼈다거나 살이 너무 새까맣게 탄 사람에게 적당하다.

또 강한 햇빛을 받으면 얼굴이 달아오르는 사람은 통밀가루 1에 녹밀가루, 팥가루 각 1/3, 감초가루 1/5의 비율로 섞은 고운 분말 제제로 세수를 하고 맑은 물로 헹군 뒤 차게 식힌 오이즙으로 다시 세수를 하면 피부가 진정되는 효과를 볼 수 있다. 피부의 열기를 식히는 또 다른 방법으로는 한방부인과의 명약으로 통하는 약쑥 달인 물을 이용하기도 한다. 쑥이 잠길 정도로 냄비에 물을 붓고 이것을 충분히 끓여 쑥물이 우러나면 고운 거즈 등의 체로 걸러 맑은 물만 남긴다. 이 물을 병에 담아 냉장고에 넣었다가 피부가 화끈거릴 때 거즈나 탈지면에 적셔서 문지르거나 두드리지 말고 얼굴에 그냥 얹어준다. 벌겋게 달아오른 피부를 식힌다고 오이나 감자를 강판에 갈아 얼굴에 바르는 사람이 많은데 섣부른 맛사지나 팩은 예민해진 피부를 자극, 염증을 일으킬 수도 있으므로 조심해야 한다.

무더운 여름의 피부에 또 하나의 적은 땀띠, 목덜미에 땀띠가 돋는 것은 예사이고 심하면 얼굴에까지 돋는다. 이 경우에는 달인 감초물을 식혀서 세수하고 과일껍질(배, 귤, 수박 등)이나 알로에로 땀띠 부분을 살살 문지르면 쉽게 땀띠가 가라앉는다.

여름철에는 땀을 많이 흘리기도 하지만 피부의 지방샘의 활동이 활발해져 지방분비가 많아지므로 쉽게 끈끈해진다. 이 때문에 세수나 목욕을 자주하게 되는데 이것이 지나치면 살결이 더 거칠어지는 수도 있고 당장은 괜찮아도 가을철로 접어들면서 피부가 건성이 되는 경우도 있다. 따라서 여름이야말로 피부를 잘 가꿔야 하는 계절이므로 균형 있는 영양섭취와 함께 꾸준한 피부손질로 건강한 피부를 유지해 나가야 한다.

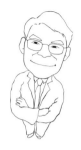

땀띠
중조-명반 섞어 목욕, 과일
껍질 문질러도 효과

태양광선에는 여러 종류의 파장이 있는데, 이것을 크게 나누면 770㎚ 이상인 적외선, 200~400㎚의 자외선, 그 사이의 가시광선으로 분류된다.

이러한 태양광선은 일반적으로는 질병에 대한 저항력을 증가시키고 비타민 D를 생성하여 구루병을 예방해주며 화학작용도 있어 대장균, 결핵균 등 각종 세균에 대한 살균효과를 가지고 있을 뿐만 아니라 온열작용으로 피부혈관을 충혈시키는 등 인체에는 필수적인 존재이다.

그러나 바람 한 점 없고 가만히 서 있어도 땀이 비 오듯 하는 무더운 여름철, 태양광선을 피할 길 없는 선수들의 피부에 또 하나의 적은 바로 땀띠이다. 목덜미에 땀띠가 돋는 것은 예사이고 심하면 이마나 얼굴에까지 돋게 된다.

땀띠란 본래 땀구멍이 막혀 분비물이 축적되어 생기는 발진으로 고온다습한 기후에서 잘 발생한다. 땀의 축적으로 땀구멍이 파열되기도 하며 문제를 일으키는 땀구멍의 해부학적 위치에 따라 여러 가지로 구분될 수 있다.

땀띠는 덥고 습기가 많은 날 운동하는 동안 작고 붉은 돌기나 수포가 갑자기 생겨 피부가 가렵거나 쓰리거나 또는 따끔거리게 되고 반복해서 나타남으로써 상당히 불쾌감을 준다.

땀띠의 일반적인 치료로는 환자를 시원한 환경에 있게 하는 것이 중요하며 통기성이 좋은 의복을 입거나 땀을 증발시키도록 선풍기 등을 사용할 수 있으며 심한 경우는 에어컨이 필요하다.

땀띠의 특별한 치료제는 많지 않지만 비타민 C의 다량 복용이 도움이 된다. 또 다른 방법으로, 달인 감초(甘草)물을 식혀서 세수하고 과일껍질(배, 귤, 수박 등)이나 알로에로 땀띠 부분을 살살 문지르면 좋다고 한다.

그 외에 약탕요법이 있는데, 중조(重曹 ; 탄산수소나트륨) 또는 명반(明礬) 2~3스푼을 받아놓은 목욕물에 넣고 몸을 담그고 목욕을 하면 몸도 마음도 산뜻해진다.

중조 성분은 몸의 수분을 증발시키는 작용을 할 뿐만 아니라 체온의 발산을 도와 몸의 열을 없애는 기능을 하므로 이로 인해 피부가 수축되어 산뜻한 느낌이 된다. 더구나 명반은 피부를 매끄럽게 하는 작용이 있어 피부 미용에도 도움이 된다.

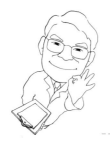

일광화상엔 우유-찬물 냉찜질, 닭-거위훈제 피하고 배 먹어야

태양광선 중 여름철에 주로 문제가 되는 자외선은 그 위험이 상당히 높아 피부질환에 대단히 중요한 역할을 한다. 자외선을 세분하면 UVA, UVB, UVC로 나누어지며, 이 중 UVB는 노출 후 72시간 내에 나타나는 지연색소침착을 유발한다.

피부가 갑자기 많은 양의 햇빛을 쬐면 물집이 생기고 화상을 입게 된다. 일광화상은 UVB에 의한 말초혈관주위의 단백질 산화현상 또는 프로스타그란딘 E의 증가 때문으로 짐작된다.

대부분의 운동선수들은 매일 햇볕에 노출되므로 햇볕에 그을린 피부를 가지고 있다. 따라서 태양에 노출되는 양에 큰 변화가 없다면 웬만해서는 햇볕에 화상을 입지는 않을 것이다.

하지만 골프나 테니스를 가끔씩 오랜 시간 운동하는 초보자들, 그 중에서도 특히 광선에 예민한 사람은 노출시간을 서서히 증가시키도록 해야 한다. 이것은 기후, 시간, 계절, 피부의 상태 등 여러 가지 복합적인 요소가 있으므로 이를 잘 감안하여 자외선 차단제를 바르면서 노출시간을 점차로 늘려가야 한다.

2~5개의 광선 차단물질을 혼합해 만드는 자외선 차단제는 바르고 나서 30분 정도 지나야 효과가 나기 때문에 운동장에 나가기 30분에서 1시간 전에 얼굴, 손, 귀 등에 골고루 발라주어야 한다. 물과 접촉하면 지속성이 급속히 떨어지므로 땀이 나면 수시로 발라주는 것이 좋다.

이러한 자외선 차단제는 햇볕을 효과적으로 차단하는 시간이 정해져 있어, 피부에 자외선을 쬐었을 때 피부변화가 오는 시간과 차단제를 바른 후 오는 피부변화 시간을 나눈 수치로 표시되는 SPF(Sun Protection Factor : 자외선차단지수)를 잘 확인하여 적절한 것을 선택해야 한다. 차단지수가 높을수록 차단시간은 길어지지만 30이상인 제품은 그만큼 화학물질도 많이 들어있기 때문에 피부를 강하게 자극하고 색소 침착이나 염증을 유발할 수 있다. 일단 화상을 입은 피부는 냉우유나 찬물 또는 0.3% 백반 용액으로 냉찜질한다. 한의학에서는 휴식과 안정을 취하면서 동시에 닭, 거위 훈제육을 피하고 배를 먹게 하며, 심한 경우 대황, 활석 등의 약물로 구성된 육선산(六仙散)을 발라준다.

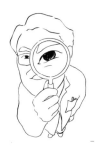

다리에 쥐가 났다

더운 여름철에 땀을 많이 흘리면서 운동을 과도하게 하다 보면 다리에 쥐가 난다고 하는 근육경련이 자주 발생하게 된다.

근육경련의 원인으로 흔히들 말하는 운동 중 염분소실은 크게 전해질 문제를 야기시킬 만큼 염분을 잃어버리는 일은 거의 없기 때문에 치명적인 것 같지는 않다. 어떤 의사들은 땀을 통해 손실된 염분을 보충하고 근육 경련을 방지하기 위하여 운동 기간 동안 하루에 두 번 포테이토 칩이나 음식에 소금을 쳐서 먹을 것을 권하기도 한다.

자주 근육 경련을 일으키는 사람들은 적절한 수준의 칼륨(K)을 유지하기 위하여 오렌지 주스나 바나나 등으로 구성된 여러 가지 과일 칵테일을 마시는 것이 좋다. 심지어 잘 때에도 경련을 일으키는 사람이라면 시합 전에 복용하는 Quinine sulfate가 효과적이기도 하다. 또 평소 비타민 B1이나 비타민 C의 복용이 권장되기도 한다.

급성 경련시에는 즉시 운동을 중단하고 경련을 일으킨 근육과 반대되는 작용을 하는 근육을 수축시킨다. 예를 들어 만약 장딴지 근육에 경련이 일어나서 발이 아래쪽으로 펴지면서 뻣뻣해지면, 우선 똑바로 눕힌 뒤 무릎을 구부리고 발을 조심스럽게 들어올려 발목이 직각이 되게 하면서 발가락을 선수의 몸 쪽으로 천천히 밀었다가 풀었다가 하는 과정을 반복한다. 이 동작시 장딴지 근육을 세게 압박하면서 실시하되 너무 강제로 강하게 해서는 안 된다. 하나의 근육에서만이라도 일단 경련이 시작되면 근육을 정상가동 범위 내에서 펴지게 하고, 혈액 순환을 회복할 수 있도록 부드럽게 맛사지를 실시한다. 드물지만 운동을 계속할 수도 있다. 그러나 만약 경련이 심할 때 운동을 계속하면 다른 근육에 또 다른 경련이 발생한다. 이 시점에서는 완전한 휴식과 수분의 재흡수만이 유일한 치료법이다.

훈련을 중단하고 치료를 할 경우 2일간 통증부위에 얼음찜질을 하고 압박붕대나 테이핑을 너무 빡빡하지 않게 편안하도록 감아준다. 이 기간 후에는 가벼운 조깅을 시도해보고 만약 통증이 재발되지 않으면 점차적으로 운동을 재개한다.

한의학에서는 근육경련의 원인을 근육의 국소적인 빈혈을 일으키기 쉬운 혈허(血虛)나 심리적 긴장을 쉽게 하는 심허(心虛)의 증상으로 보고 있으며, 급성 경련의 경우 사혈법(瀉血法)이라는 응급처치를 행하는데 경련이 일어나고 있는 근육의 해당 경혈점을 침으로 소량 출혈시켜 막힌 기혈(氣血)을 소통시키는 구급법이다. 대퇴부는 복토(伏兎), 기문(期門), 음시(陰市)혈이, 장딴지 부위는 승산(承山), 승근(承筋)혈이 많이 활용되고 있다.

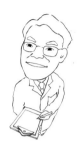

수상스키 뇌출혈 사고 몸 죄는 것 풀어 호흡 원활히

어떤 운동이든 위험을 내포하지만 수상스키의 경우 3만 명당 1명은 비교적 중상을 입고, 40만 명당 1명꼴로 사망하는 것으로 보고되고 있다. 이러한 사고의 가장 큰 요인으로는 부주의하거나 경험이 적은 예인선 조종자에 의한 것으로, 중상이나 사망 등 심각한 사고의 3분의1 이상을 차지하고 있다.

흥미로운 점은 점핑, 슬라로밍, 트릭 라이딩 등 전문선수들이 고난도 기술을 보이는 대회에서는 사망사고가 거의 발생하지 않는다는 것이다. 사소한 열상, 염좌, 타박, 인대단열이나 근육긴장 등이 사고의 대부분이며 그 중 75% 이상이 점핑에서, 그 다음이 슬라로밍 때문인 것으로 나타났다.

초보자들의 경우 속도가 일반적으로 3,000rpm을 초과하지 않기 때문에 지상교육만 충분히 받고 물에 들어간다면 별로 사고가 나지 않는다고 지도자들은 말하고 있다. 흔히 지상교육을 충분히 하지 않거나 전날의 과음, 몸살감기 등으로 컨디션이 제대로 조절되지 않았을 때 과욕에 의해 수상스키를 시도하면 대부분 다리가 꼬이게 되고 이때 벗겨진 스키에 부딪치거나 넘어지는 등 더 큰 사고로 연결되기 쉽게 된다.

사고를 당한 우리 학생의 경우 수상스키 도중 뇌출혈로 쓰러졌는데, 평소 혈압이 높거나 심장병이 있는 사람들은 조심해서 서서히 속도에 적응시키는 교육이 반드시 필요하며, 사전에 충분한 지상교육의 중요성이 강조된다.

뇌출혈의 경우 쓰러졌다고 해서 머리를 흔들거나 입 안에 우황청심환이나 식초 등을 집어넣어서 의식을 회복시키려는 시도를 해서는 안 된다. 자칫 의식소실로 인해 삼킬 수도 없는데 무리하게 입 안에 집어넣으면 기도를 막아 사망에 이르게 하는 치명적인 실수가 될 수 있기 때문이다. 우선은 안정이 가장 중요하며 몸에 죄는 것을 풀고 기도를 확보하여 호흡을 잘할 수 있도록 해야 한다.

한의학에서는 이와 함께 의식회복을 위한 응급처치로 입술 위아래에 있는 경혈에 자침한다든지 손가락 끝의 손톱 바로 아래 부분에 소량의 출혈을 내는 방법을 활용하고 있다.

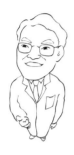

물속에선 단계적
적응훈련이 필요

차가운 물의 감촉과 기도를 통한 서늘하고 싸한 공기의 느낌이 신선한 물속여행. 최근 들어 과학의 발달과 레저활동의 증가로 신비의 비경을 간직한 심해를 탐사하려는 수중레포츠가 증가하고 있다.

수중환경은 고압, 저온, 시각 및 청각의 변화, 부력 등의 특성을 가지고 있으며, 특히 잠수시 주변압력이 증가함에 따라 신체 중 기체를 많이 함유하고 있는 중이(中耳), 부비동 등에 협착증이 생길 수가 있으며, 반대로 해저로부터 급상승시에는 호흡을 통하여 폐안의 공기를 배출하지 않으면 공기전색증 또는 기흉을 초래하게 되므로 반드시 점진적인 적응훈련이 필요하다.

스쿠버다이빙(SCUBA diving)과 같은 수중 활동은 수압으로 인한 신체의 압박과 호흡장치에 의한 압축공기의 흡입, 저온 및 암흑환경 등의 변화된 환경에 갑작스럽게 노출되기 때문에 인체는 생리적 · 신경적 · 심리적 및 기계적 영향을 받게 되는데, 갑작스럽게 높은 기압으로 변화하는 초기에는 두통, 졸림, 비출혈(코피), 관절의 동통, 피부홍반 등에서 점차 혼란, 시각장애, 마비, 쇠약, 어지럼증, 언어장애, 호흡곤란, 혼수 등의 감압병으로 발전하며, 조직학적으로는 뇌나 폐의 동맥가스혈전증, 중이나 부비동의 압력상해, 골괴사 등이 발생할 수 있다.

또한 이와 같은 기압 또는 수압의 변화는 순환기계의 심박동수뿐만 아니라 심박출량, 동맥압 및 국소 혈류량 등 여러 면에서 영향을 미치고, 이로 인해 압축공기 중의 산소 또는 질소가스에 의한 중독증 등이 발생된다고 보고하고 있다.

한의학적인 음양관(陰陽觀)에 의하면 수중환경은 음(陰)에 속하며 호흡을 주관하는 폐(肺)와 폐의 흡기작용을 보조하는 신(腎)이 호흡생리를 통해 수중에서의 활동에 적응하게 하는데, 만약 신정(腎精)이 고갈되면 폐의 흡기작용을 돕는 것이 곤란해지므로 호흡이 짧고 가빠지는 등의 증상이 나타나게 된다고 본다.

얼마 전 필자는 한의학에서의 보음제(補陰劑)인 육미지황탕(六味地黃湯)을 고압대기 2기압과 3기압하에 노출시킨 쥐에게 2주와 4주 동안 투여하는 실험을 한 적이 있는데, 그 결과 면역기능의 저하와 혈액구성요소의 감소를 줄여주고, 폐조직내 및 폐포벽의 손상을 방지시켜줄 수 있는 것으로 나타났다.

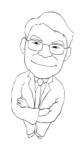

'수중 에어로빅'
음양 두루 갖춰

　한의학에서의 물은 불과 대치되는 음양의 한 요소로서 음적인 것을 대표하는 중요한 개념을 가지고 있다. 인체 내부에 들어있는 혈액이나 진액 등의 형태가 있는 액체의 물질을 지칭하는 것이기도 하지만, 차갑고 고요하여 정적이면서 홍분을 억제하는 특징적 속성을 나타내고 있기도 하다. 따라서 질병을 치료할 때에도 바깥쪽에 있다든지 너무 뜨겁다든지 홍분한 상태라든지 급성적이거나 왕성하여 병이 된, 양(陽)적인 질병의 증상들을 음(陰)적인 방법을 써서 균형을 맞추어주는 것을 원칙으로 하고 있다.

　올여름 가족들이랑 휴가를 갔다가 이른 아침 할머니, 할아버지들께서 수영장에 모여 경쾌한 음악에 맞춰 수중 에어로빅(aquarobics)을 하고 계시는 것을 보았다. 필자는 몇 년 전 미국 학회에 갔을 때 이미 보았는데, 에어로빅하면 플로어에서 하는 것으로 알고 있던 우리 가족들은 신기해했다.

　수중 에어로빅 전공자들에 의하면 아쿠아로빅(aquarobics) 외에도 수

중에서의 움직임의 형태에 따라 수중 조깅(aqua-jogging), 또는 수중 달리기(aqua-running)로 구분하고 있으며, 발이 닿지 않는 깊은 물에서 하는 경우를 깊은 물 달리기(deep-water running)라고 한다. 원래 수중 에어로빅은 특별히 고안된 부양장비를 착용하고 깊은 물에서 발이 바닥에 닿지 않는 상태에서 행하는 유산소성 운동을 의미하는 것으로, 다양한 동작이나 여러 가지 보조장비를 이용하여 운동량을 조절할 수 있으며 일반 에어로빅처럼 적당한 빠르기의 음악에 맞추어 일련의 구성된 프로그램을 수행하게 된다.

즉 수중 에어로빅은 재활병원에서 질병 치료를 목적으로 사용하고 있는 장비를 사용하지 않는 얕은 물 수중운동과 수중 운동 종목인 싱크로나이즈드 스위밍, 그리고 우리가 흔히 알고 있는 가장 많이 보급된 일반 에어로빅의 특성을 고루 갖추면서도 인체에 무리한 부담을 주지 않는 운동방법이다.

일반 에어로빅과 비교할 때 수중에서의 운동은 물에 잠기는 정도에 따라 50%에서 90%까지 관절 부위의 체중 부담을 줄여줄 뿐만 아니라 물의 저항을 이용한 동작들을 통해서 전신의 신체부위에 고른 운동이 가능하며, 상해의 위험이 거의 없어 관절 환자나 노약자들에게도 운동 강도와 동작의 조절을 통해 적용이 가능한 운동 치료 방법이 된다.

무엇보다도 체중의 부담없이 편안하게 떠 있는 감각, 그리고 동작의 다양함과 음악의 사용은 심리적으로도 안정감을 줄 수 있는 음적인 혹은 음중지양(陰中之陽)적인 치료방법이 될 수 있다.

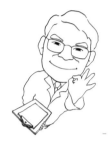

습도 높고 서늘한 날씨
근육·관절 활력 높여라

원래 사물의 이치가 열(熱)이 극에 달하면 음(陰)이 된다고 하여 하지(夏至)를 지나 추분(秋分)에 이를 때까지 그토록 왕성하던 만물의 성장 열기도 서늘한 음기로 바뀌면서 내적인 결실을 맺게 되는 것이다. 그래서 여름이 뜨겁고 햇볕을 많이 쬘수록 과실도 열매를 잘 맺게 되고 사람도 면역력이 높아지면서 튼튼해지는 것이다. 《황제내경》을 바탕으로 계절에 맞는 건강양생법을 주장한 《동의보감》에는 여름철에 지켜야 할 원칙이나 자연의 법칙에 순응하지 못하면 가을에 호흡기 질환에 걸리고 겨울에 중병을 앓게 된다고 경고하고 있다.

모든 자연현상이 정상적인 조건과 규칙만으로 변화하고 발전해 나가는 것은 아니다. 정상이 있는가 하면 비정상이 있으며 순조로운 것이 있는가 하면 순조롭지 못한 것도 있다. 특히 한의학에서는 기후가 비정상적으로 변화할 때 인체가 이를 극복하지 못하면 질병을 발생시키는 중요한 요인(淫氣 또는 邪氣)이 된다고 보고 있다.

사실 인간처럼 날씨의 변화에 민감한 동물도 없다. 특히 내적으로 열매 맺은 과실을 추수하는 가을이 아니라 매일 비가 내리는 습하고 눅눅한 장마 기간 같은 느낌이 드는 가을에는 습하니 몸도 무겁고 찌뿌드드하고, 서늘해지기까지 해서 여기저기 쑤시고 아프다. 당연한 얘기지만 기온이 떨어지면 근육의 온도도 낮아지고 근육의 온도가 낮아짐에 따라 근섬유 연결 부위나 안에 있는 활동 부위(actin)의 활동력이 떨어지면서 근육이 늘어나는 신전력이 감소하게 된다. 이렇게 되면 근섬유가 원래 가지고 있던 최대 긴장력에 도달하는데 걸리는 시간이 증가하기 때문에 갑작스런 근육의 수축력을 요하는 일(예를 들어, 물건을 들고 내린다든지 또는 끈을 잡아당긴다든지)을 하면 쉽게 근육이 뭉치는 경결점이 생기게 된다. 게다가 관절 또한 근육의 움직임에 영향을 받아 가동범위가 줄어들게 되고 뼛속의 골밀도가 낮은 노인들은 습도와 기온의 영향으로 은은한 통증을 호소하게 되는 것이다.

따라서 이럴 때일수록 운동을 시작하기 전에 정성스런 스트레칭이나 준비운동이 필요하며 몸을 따뜻하게 하는 일이 중요하다. 습도가 높은 날 아침에 일어나면 유난히 몸이 매 맞은 것처럼 찌뿌드드하고 아픈 분들이라면 규칙적인 운동을 권해야 하겠지만 아침에 맨손체조를 열심히 하거나 뜨거운 탕에 몸이라도 담그시기 바란다.

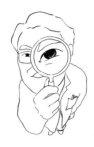

가을산행도 '유비무환'

흔히 소풍하면 봄 소풍과 함께 가을 소풍을 떠올린다. 가을 소풍은 대개 음력 9월의 중순을 지나면서 맑은 날이 계속되고 햇볕이 적당하여 야외로 나들이하기 좋은 때에 가게 된다. 옛날 우리 속담에도 햇볕에 덜 타는 가을볕은 딸에게, 더 타는 봄볕은 며느리에게 쪼인다고 했던가.

한의학에서도 가을은 양(陽)이 쇠퇴하고 음(陰)이 시작되므로 본격적으로 추운 겨울이 오기 전에 마지막 양기(陽氣)를 비축해야 하는 계절이다. 풍즐거풍(風櫛擧風)이라 하여 가을꽃인 국화로 국화전, 국화주를 빚어 들고 주변의 높은 산에 올라 상투머리를 풀어 바람으로 빗질하며 날리고, 바지를 벗고 중요 부위를 꺼내어 태양의 양기(陽氣)에 노출시키고 바람을 쏘여서 병이 되는 나쁜 기운인 음기(陰氣)를 몰아내는 풍욕(風浴)의 계절이기도 하다.

이런 가을에 더없이 하기 좋은 운동이 바로 등산이다. 정해진 시간에 쫓기듯 하는 것도 아니며, 꼭 몇 명이 모여야만 운동이 가능한 것도 아니며, 반드시 몇 십분하고 몇 분 쉬어야 하는 것도 아니며, 운동하는 장소

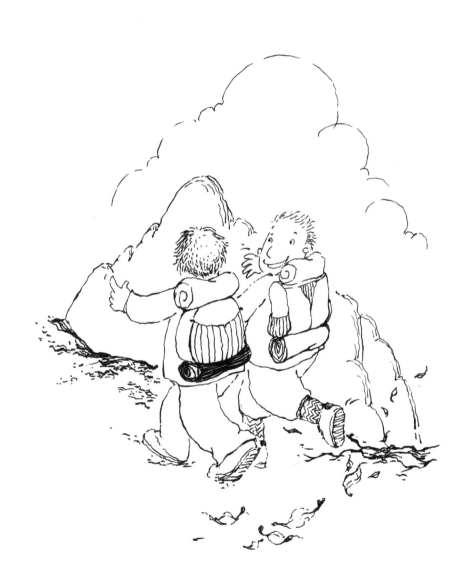

가 한정되어 있는 것도 아니며, 남들에게 꼭 이겨야 하는 것도 아니며, 물 외에는 먹지 못하는 운동도 아니다. 그저 마음에 맞는 사람들과 울긋불긋 고운 단풍을 바라보며 자신의 힘에 맞게 걷다가 힘들면 쉬면 그만이다.

하지만 쉬워 보이는 가을 산행에도 주의해야 할 점들이 있다. 우선 나이드신 분들의 경우 갑작스런 산행은 심장과 혈관 및 관절에 무리를 줄 수 있다. 특히 혈압이 높거나 심장질환이 있는 사람이 가슴이 답답해지고 머리가 아프고 어지러우며 구역질을 한다면 즉시 그 자리에서 쉬어야 한다.

가끔 일기변화가 심하여 추워지면 몸을 따뜻하게 할 목적으로 술을 마시는 것을 볼 수 있는데, 초기에는 혈액순환이 빨라지면서 따뜻해질 수 있으나 술이 깨면서 체온이 급격히 떨어지므로 주의해야 한다. 또한 장시간 산행으로 땀을 많이 흘려 옷이 젖었을 경우, 저체온증에 빠질 우려가 있으므로 젖더라도 빨리 마르는 보온성이 좋은 등산복을 입거나 갈아입을 여별의 옷과 방풍 방수가 되는 윈드자켓을 반드시 준비해야 한다.

아무리 정해진 시간이 없다고 하더라도 한 시간에 한 번은 쉬어야 하며, 자신의 페이스에 맞게 속도를 조절해야 한다. 또 낮이 점점 짧아지므로 일찍 하산할 수 있도록 서둘러야 하는 것도 중요하다.

햇살이 따사로운 올가을에는 그 옛날처럼 산과 들을 찾아 시를 짓고 읊으며 가을의 낭만을 만끽했던 '풍국(楓菊)놀이' 나 즐겨볼까나.

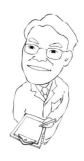

가을 붕어낚시,
보온 못하면 관절-근육
통증 온다

얼마 전 주말에 동료 교수들 몇 분이랑 강화도 철책선 근처에 있는 어느 낚시터에 붕어 낚시를 가게 되었다. 하도 안 가다 보니 회원에서 제명하겠다는 엄포를 들은 지도 벌써 몇 번 되었다. 하지만 그 날도 토요일까지 할 일이 있어 어둠을 뚫고 밤늦게 목적지에 도착하였고, 후래삼배(?)라고 술도 제법 마시고 난 후 출조하는 새벽까지 설잠을 잤다.

몇 시간도 못 잤지만 머릿속까지 맑게 해주는 새벽의 찬 공기와 시골 낚시터의 가을 풍경은 그간의 피로와 스트레스를 말끔히 씻어버리기에 충분하였다. 문제는 기다림. 좌대를 설치하고 작은 접이식 의자를 펴고 쪼그리고 앉아 물 위로 삐죽 솟아있는 찌를 하염없이 바라보며 시간과의 싸움을 시작하였다. 그러나 나 같은 왕초보에게 잡힐 바보 물고기는 없어서 그냥 점차 밝아오는 햇살아래 빛나는 가을 경치나 감상해야지 했지만 눈은 어쩔 수 없이 자꾸만 물 위로 향했다.

얼마나 지났을까. 거의 반포기 상태로 자리를 털고 일어나던 필자는 스스로도 놀랄 만큼 무릎과 허리관절에서 삐걱거림과 무력감을 느꼈고,

그리고 약간의 통증 때문에 그 자리에 다시 주저앉았다. 얼마간 무릎과 주변 근육을 주무르고 나서야 천천히 움직일 수 있었고 한동안 초보티 낸다는 소릴 들으며 불편하게 절뚝거리면서 걸을 수밖에 없었다.

한의학에서도 나쁜 찬 기운[寒邪]이 관절에 빠르게 침입하면[直中] 관절의 움직임이 둔해지고[屈伸不利] 근육이 수축되면서 통증이 온다[筋攣節痛]고 설명하고 있듯이, 차가운 온도에 노출된 관절이나 근육의 혈관 수축은 증가된 조직단열 효과로 관절주위조직의 온도를 낮추고, 온도저하는 다시 그 부위에 통증을 유발하게 된다. 특히 오랜 시간 움직임이 없고 무릎이 대퇴부위보다 높아지는 의자에 오래 앉아 있으면 대퇴 아래쪽을 압박하여 하지 정맥의 혈류가 방해되므로 다리가 차게 될 뿐만 아니라 붓게 된다.

처음에는 몸의 떨림(shivering effect)에 의해 근섬유의 자발적 수축으로 열이 발생하게 되어 평소보다 3배 또는 3 METS 정도까지 증가되지만, 점차 시간이 지날수록 열손실이 체온생산율을 초과하게 되어 조직의 허약과 피로, 비틀거림이나 넘어짐 등을 발생시키게 된다.

따라서 추운 환경에서의 열손실의 25%가 머리로부터 일어나므로 반드시 모자를 씀과 동시에 장갑, 방수자켓 등으로 보온에 힘쓰고 찬 바람을 등지고 앉아야 하며, 무엇보다 자주 일어나 움직여야 한다. 경험으로 배웠지만 스포츠가 아니라 단순한 레저에도 몸 관리가 중요하다.

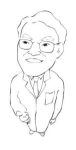

만만찮은 마라톤

올해도 대략 110개 이상의 전국 규모의 각종 마라톤 대회가 열리고 참가자가 30만 명이 넘을 것으로 추산된다. 요즘 이름깨나 있는 대회에서는 풀코스(42.195㎞) 완주자가 1만 명을 넘어서고 있다.

달리기 인구가 100만 명을 넘어섰다지만 마라톤은 아무나 할 수 있는 것이 아니다. 어느 날 갑자기 달리기를 시작하였다거나 대회에 참가할 욕심으로 무리하게 연습 일정을 잡았다가는 심장의 이상은 물론 관절의 통증을 가져오게 된다. 필자도 작년 가을 충분한 준비 기간 없이 하프마라톤에 도전하였다가 부정맥(不整脈)과 무릎의 통증으로 한동안 검사와 치료를 받고 달리기를 중단해야 했다.

40대 이상이거나 심장병, 고혈압 등의 질병을 가진 사람이라면 우선 걷기부터 해야 한다. 사실 운동의 강도나 안정성 면에서 보자면 걷는 운동이 뛰는 운동보다 훨씬 낫다. 하루에 30분 정도씩, 1주일에 5일 이상, 적당히 활기찬 속도(시속 4.8㎞~6.4㎞)로 그냥 걸으면 된다.

처음에는 1주일에 3일, 한 번에 10분에서 시작하여 점차 시간을 주 5

일 이상, 하루 1시간까지 늘려나간다. 당장에 운동 효과를 감지할 수는 없지만 평소 규칙적인 걷기 운동을 꾸준히 하면 뇌졸중, 당뇨병, 골다공증은 물론 관절염, 고혈압, 그리고 우울증에 이르기까지 다양한 질병을 예방할 수 있다.

달리듯 걷는 운동으로 심장과 혈압에 별다른 이상이 없는 사람은 3~4주 후부터 10분 정도에서 시작하여 천천히 달리기를 시작할 수 있다. 만일 이상을 느끼면 중지해야 하고, 전문기관에서 심폐기능을 측정하는 운동부하검사(exercise stress test)를 받아보아야 한다.

달리는 것이 심장을 튼튼히 하고 폐활량도 늘릴 수 있을 뿐만 아니라 관절, 근육, 신경, 혈관에도 물론 좋은 운동이긴 하지만 바로 그 좋아져야 할 부분들의 구조와 기능이 적응해야만 할 수 있는 운동이다. 다시 한 번 말하지만 마라톤은 함부로 하는 운동이 아니다.

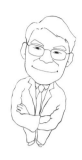

가을철, 환절기 감기

요즘 감기는 약 먹으면 2주, 안 먹으면 보름이라던가. 한번 걸리면 좀처럼 나을 기미를 보이지 않는다.

감기의 원인이 되는 바이러스가 여러 가지 종류이기도 하지만 증세를 일으키는 종류는 해마다 달라 감염이 쉬운 사람, 특히 어린이나 노약자들이 미리 예방접종을 해도 문제를 일으키는 경우가 많다.

처음에는 일반적으로 오한과 함께 열이 나고 나른하면서 근육통이나 관절통으로 시작하지만 시간 경과에 따라 콧물, 기침, 가래, 두통, 인후부 동통 등의 상기도 질환과 오심(惡心), 소화불량, 구토, 설사 등의 소화기 질환을 비롯한 매우 다양한 소모성 전신증상을 유발한다.

일단 감기에 걸렸을 때는 고기, 생선, 달걀, 두부, 시금치 등 열량이 높고 비타민이 많으면서도 소화가 잘 되는 음식물을 섭취하며 평소보다 과일이나 우유를 더 많이 먹고 운동 에너지원이 되는 당류가 많이 포함된 초콜릿이나 사탕 등을 간식으로 자주 먹는 것이 좋다. 또한 보리차나 옥수수차 물을 끓여 미지근하게 해서 하루 1,000cc 이상 마시거나 열이

나면 칡뿌리, 기침이 나고 가슴이 답답하면 도라지, 목이 아프면 생강이나 흰 파뿌리, 소화가 안 되면 귤껍질이나 약간 태운 보리 등을 말려 물에 넣고 달여 수시로 마셔서 자주 소변을 보면 신진대사를 활성화시켜 증상을 빨리 개선시켜주는 좋은 효과가 있다. 그리고 쓸데없는 활동을 줄이고 안정을 취하거나 숙면을 함으로써 평소보다 더 많은 휴식을 취할 수 있도록 해야 한다.

계절에 순응하여 생활하는 것을 중요시하는 한의학에서는 인체가 환절기에 외부환경의 급격한 변화에 적응하거나 극복하지 못해 내외의 균형이 깨지게 됨으로써 질병이 발생한다고 보고 있다. 가을은 기온이 쌀쌀하고 공기가 건조해지면서 모든 만물이 수렴하게 되고 거두어 들이는 계절인데, 이럴 때 운동하는 사람들의 경우 오히려 열을 발산하고 땀을 많이 흘림으로써 체내의 장기나 기혈이 허약해져서 외기(外氣)인 풍한(風寒)이 병적인 사기(邪氣)가 되어 침입하여 질병을 유발한 것이 감모(感冒)가 된다고 설명하고 있다.

따라서 환절기에 운동하는 사람들은 운동량과 강도, 빈도, 시간을 점진적으로 증가시켜 무리하지 않도록 해야 한다. 특히 외사(外邪)의 침입을 막기 위해서는 활동량을 줄이고 휴식을 늘려 예비력을 축적하는 것이 중요하며, 늘어난 운동량과 땀 배출에 따른 단백질 등의 체구성 성분의 공급이 필요하고 제철 과일을 통한 당분이나 비타민의 충분한 섭취가 병행되어야 한다. 또 평소 건강한 때라면 건포마찰이나 냉수마찰, 각탕욕, 일광욕, 소금물 양치 등을 통해 미리 예방하는 것도 좋은 방법이다.

감기에 탁월한 효과를 내고 있는 한약은 개인의 체질은 물론 각 시기별과 증상별에 따라 매우 다양한 처방이 제시되고 있다.

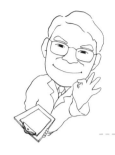

가을과 보약

가을에 필자 주위의 아는 사람들에게서 받는 가장 주된 질문이 보약에 관한 것이다.

아침저녁으로 찬바람이 불 때 어딘가 허약해진 것 같은데 무슨 보약을 먹으면 좋겠느냐, 이러저러한 약들이 내 몸에 맞겠느냐와 같은 질문이다. 실제 일간지나 월간잡지 등에서 독자의 기호에 맞추어 일반인들이 좋아하는 보약 및 체력보충용 보조식품들에 관한 통계기사를 자주볼 수 있는데, 보약을 좋아하는 우리 민족성 탓도 있겠으나 대부분 과용이라거나 무의미한 것으로 치부하는 자기비하류가 대부분이어서 과연보약은 어떤 효능이 있고 어떤 종류가 있으며 어떻게 복용해야 하는지에 관하여 살펴보고자 한다.

한약의 사용방법은 오랜기간 동안의 의료경험을 통해 이루어졌다. 초기에는 병이 비교적 단순하여 한 가지 약만으로도 좋은 치료효과를 얻을 수 있었다. 그러나 사는 것이 복잡해짐에 따라 병의 양태나 구성 또한복잡해지고 위중해지면서 한 가지 약물의 치료효과를 토대로 두 가지 혹은 그 이상의 약물을 배합하여 복합처방제재로 질병을 치료하는 단계에 이르렀다.

복합처방을 써서 치료하는 단계에 도달한 이후 장기간에 걸친 의료과정에서 여러 약물을 배합해 봄으로써 어떤 약물은 약효가 상승되고 촉진되어 치료효과를 증가시키고, 어떤 약물은 약물의 독성을 제거하거나 감소시켜 인체에 나쁜 영향을 미치는 것을 완화하여 치료에 사용할 수 있다는 것을 알게 되었다. 이러한 축적된 지식이 독특하고 체계적인 이론으로 발전하여 한약처방의 원칙이 세워진 것이다. 따라서 한약을 사용할 때에는 한의학의 기본원리와 원칙에 의하여 환자 각자의 체질과 증상에 따라 처방·조제하여 복용해야만 한다.

우리가 일반적으로 말하는 보약이란 체내 물질대사를 왕성하게 하고 생체의 반응성을 높임으로써 인체 기능이 균형을 이루게 하고 체내의 영양을 개선하여 건강을 증진시키는 약물을 말한다.

보약은 일반적으로 몸의 어느 한 장기나 조직에만 작용하는 것이 아니라 몸의 전반적인 기능에 좋은 영향을 미쳐 질병에 대한 예방과 치료효과를 나타낸다. 이것은 보약 내에 사람의 각 장기, 조직들에 좋은 영향을 주는 일반 성분도 들어있고, 여러 가지 질병들에 대한 치료효과가 있는 특수성분도 들어있기 때문이다. 그러므로 보약은 단지 몸을 보하며 튼튼하게 할 목적으로만 쓰이는 것이 아니라 병을 고치는 치료약으로도 많이 쓰인다.

보약은 크게 나누어 기운을 보해주는 보기약(補氣藥), 양기를 보해 주는 보양약(補陽藥), 피를 보해주는 보혈약(補血藥), 음기를 보해주는 보음약(補陰藥)의 네 가지로 나누는데, 자기의 허약한 상태가 어느 상태인가를 알고 써야 좋은 효과를 볼 수 있다.

우선 보기약은 온몸이 나른하며 힘이 없고 숨결이 얕고 입맛이 없고 설사하는 경향이 있으며 땀이 잘 나고 맥이 약할 때(한의학에서 이를 기허증이라 한다) 좋다. 일반 허약자, 만성 소모성 질병, 병을 앓고 난 뒤 무력감, 권태감 등을 호소하는 사람들이 보기약을 써야 할 경우이다.

흔히 인삼, 황기, 백출, 꿀, 대추 등이 보기약에 속하며 이들 약재를 사용하여 사군자탕, 보중익기탕 등이 주로 처방된다. 보기약은 일반적으로 대사기능을 높여주며 영양을 좋게 하고 조직의 기능을 바로잡아주는 방면에서 작용한다.

보혈약은 혈허증에 쓰는데 한의학에서 말하는 혈허증에는 각종 빈혈, 출혈성 질병을 포괄해서 그 범위가 대단히 넓다. 혈허증은 머리가 어지럽고 눈앞이 아찔해지곤 하며, 귀에서 소리가 나고 가슴이 뛰거나 불면증이 있고, 얼굴에 혈색이 없으며 월경불순 등의 증상을 나타낸다. 이럴 때 숙지황, 당귀, 작약, 용안육 등의 보혈약을 이용하여 처방한 사물탕, 당귀보혈탕 등을 복용하게 된다. 보혈약은 조혈기능 강화, 적혈구수 증가로 빈혈증상을 개선시켜 줄 뿐만 아니라 여성들의 질병 특히 월경장애에 좋은 효과를 나타낸다.

구기자, 더덕, 맥문동, 해삼, 깨 등은 보음약에 속하며 이를 기초로 음기를 보해주는 육미지황탕 등의 처방을 하게 된다. 음액이 부족하면 입

안이 마르고 미열이 나며 뺨이 쉽게 붉어지고 손바닥, 발바닥이 화끈거리며 가슴이 답답하여 잠들 수 없고 식은 땀, 기침이 난다. 한의학에서는 이를 음허증이라 한다.

보양약은 양허증에 쓰이는데 양허증에는 성선 및 생식기능이 낮아진 상태, 일반 저항력이 약해진 상태, 허리와 다리에 힘이 없는 상태 등을 포괄하여 그 범위가 매우 넓다. 일반 증상은 추위를 몹시 타며 허리와 무릎, 다리에 힘이 없고 배가 아프며 설사 경향이 있고, 오줌이 자주 마렵거나 야뇨증, 유정, 몽정, 오래된 해수, 천식 등을 나타낸다. 녹용, 음양곽, 산수유, 두충 등으로 처방을 구성하며 팔미환 등의 처방이 흔히 쓰인다.

이러한 보약에는 그 하나하나가 오장육부의 어디에 작용하는가 하는 '귀경(歸經)'이라는 것이 있는데 처방에 있어서 대단한 의의가 있다. 보기약은 대체로 폐와 비장에 작용하는데 이는 폐가 대기로부터 기를 받아들이고 비장은 음식물로부터 기를 받기 때문이다. 보양약은 비장과 신장, 간장에 주로 들어가고 보혈약은 일반적으로 심장, 간장에 작용하는데 심장은 피의 순행을 주관하고 간장은 피를 저장한다고 생각했기 때문이다. 보음약은 신장과 간장에 작용하는데 이렇게 약재 하나하나마다 작용하는 장부가 다르므로 보약을 먹고자 할 때에는 반드시 한의사의 진단을 받고 자기의 체질에 맞는 약을 복용하는 것이 필수적이다.

보약은 보통 나이에 상관없이 다 쓰는데 경우에 따라 좀 가려써야 할 때도 있다. 예를 들어 2~5살된 아이들에게는 인삼 등은 규정된 양에 따라 먹이는 것이 좋다. 계절에 따른 각각의 처방도 있으므로 보약을 쓰는

데 계절을 꼭 가려야 하는 것은 아니나 특별한 증상 없이 몸을 보할 목적이라면 아주 더워지기 전 시기인 봄 또는 아주 추워지기 전 시기인 가을에 쓰는 것이 좋다.

보약을 쓰는 기간은 그 목적에 따라 일정치는 않으나 약 한 달 정도 쓰고는 일정한 기간 쉬었다가 필요에 따라 더 쓰는 것이 좋다. 보약을 씀에 있어서 짧은 기간에 많은 양을 써야 할 때가 있고 적은 양을 꾸준히 오랜 기간 써야 할 때가 있는데 대체로 적은 양을 오랜 기간 써야 할 경우가 더 많다.

그러나 보약이 비록 허약성 또는 만성 소모성 질병에 쓰게 되어 있다 하더라도 남용해서는 안 된다. 왜냐하면 몸 내부의 기혈음양(氣血陰陽) 가운데 어느 한 부분만을 지나치게 보강함으로써 정상적인 생리적 균형을 잃게 되어 해로운 영향을 미칠 수도 있기 때문이다. 특히 병이 한창 진행 중일 때에 보약을 쓰면 보약이 정기의 힘을 보강하는 것이 아니라 사기의 힘을 더 세게 만들어 병세를 악화시키기도 한다.

보약을 쓸 때는 한 가지 보약처방을 택한 다음 각기 병세에 대한 여러 가지 해당 약물을 가감·배합하여 써야 하는데, 이는 많은 경우 몸을 튼튼하게 하는 외에 몸을 약하게 만든 원인적 요소 및 그로 말미암아 생겨난 이러저러한 병적 증상을 없애는 데 그 목적이 있기 때문이다.

보약을 쓸 때에도 금기사항과 지켜야 할 사항이 많다. 금기사항의 예를 들면 보기약, 보양약은 대체로 성미가 따스하거나 뜨겁기 때문에 음허화왕(陰虛火旺) 증상이 있거나 진액(津液)이 고갈된 상태에 있을 때에는 쓰지 않는다든지, 보혈약, 보음약은 대체로 성미가 차고 진득한 기가 있기 때문에 양이 허하고 음이 왕성한 관계로 습(濕)이 중초(中焦)에 많이 차 있는 상태가 되어 특히 입맛이 없고 설사하는 경향이 있을 때에는 쓰지 않는 것이 좋다든지 하는 것 등인데 대부분 전문가의 감별이 필요하다.

보약이 보약으로서의 효능을 잘 나타내게 하기 위해서는 올바른 생활 습관 유지와 건강관리가 필요하다. 보약을 쓰는 기간에도 물론 효력을 나타낼 수 있지만, 쓰고 난 이후 일정한 기간이 지나서 특이하게 효력을 나타내는 경우가 많다. 보약을 건강증진과 치료의 목적으로 쓰기 위해서는 걷기 등 일상적인 운동을 규칙적으로 하면서 햇빛을 충분히 쬐고 잠을 잘 자고 노동과 휴식을 적절히 잘 배합해야 한다. 편식을 피하고 식생활을 절도 있게 하여 매일 규칙적인 대소변을 볼 수 있도록 하며 언제나 명랑한 기분을 유지하기 위해 노력한다.

이상에서 언급한 것처럼 증상에 따른 보약의 구성과 처방이 쉽지만은 않은 개념이므로 보약의 효능에 대해 회의적으로 말하는 사람들도 적지 않다. 물론 분석적이고 해부학적인 서양의학을 전공한 사람들에게는 더욱더 쉽게 이해되기 힘든 독특한 개념이겠지만, 최근 이러한 보약의 약재들에 대한 약효성분과 동물실험을 이용한 효능검토 또는 임상적인 연구성과를 통해 환자를 이해시키고 의사가 치료에 확신을 갖게 함과 동시에 응용의 폭을 넓히는 데 크게 기여할 수 있을 것으로 여겨진다.

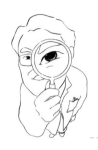

겨울철, 간단한
체조로도 건강 극대화

추울 때 우리 선조들은 건강을 위해 어떤 신체 활동을 했을까?

오백 년 전 퇴계 선생의 예를 들면 '사마(邪魔)가 들어오지 못하여 꿈속에서도 어둡지 않게 되고 더워나 추위가 함부로 침범치 못하여 질병을 떨쳐낼 수 있게 하기 위하여' 매일 아침 아무리 추워도 방에 정좌를 하고 앉아 간단한 체조를 하셨다. 어렸을 적부터 질병에 시달렸던 선생은 명나라 주권이 쓴 《활인심방(活人心方)》을 보고 직접 자신에게 맞는 동작에 대한 그림을 그리고 글씨를 옮겨 적어 평생의 건강법으로 삼아 일흔을 사셨다.

요즘처럼 빨리 뛰고 달리거나 무거운 것을 들어 소위 신체적 행동체력을 증가시키는 데는 관심이 없었지만, 우리의 선조들은 우주의 기운과 일체감을 가지고 숨을 들이쉬고 내쉬며 몸을 부드럽게 구부렸다 펴는 동작을 반복하는 여러 가지 도인술(導引術)을 다양하게 개발하여 실천해 왔다.

그런데 몇 년 전 필자의 연구에 의하면 2개월 동안의 기공(氣功) 후에

측정한 심폐능력 요소들이 유산소성 운동과 유사한 결과를 나타내어 수련에 따라 나타나는 기공 훈련 효과에 대해 다소 놀란 적이 있다.

하지만 그 옛날에는 '물이 얼고 땅이 터지는 폐장(閉藏)의 계절'인 겨울철에는 동짓날부터 땅 속에서 조금씩 봄을 향하여 상승하는 양기(陽氣)가 동요하지 않도록 해와 함께 일찍 자고 늦게 일어나 추위를 피하고 함부로 땀도 흘리지 못하도록 경고하였다. 이런 양생(養生)을 잘못하면 봄에 병이 난다고 보았기 때문이다. 병의 잠복기로도 볼 수 있으나 추운 환경에서 간단하고 매우 낮은 저강도 운동의 동작으로는 헛되이 욕망에 젖거나 과로해서[不妄作勞] 발생하는 여러 질병들을 방어할 수 없었을 것이다.

어쨌든 시기에 따라 조심하고 무리하지 않으면서 장소와 공간과 방향에 맞는 한의학적 사고의 동작과 기술을 연마하는 것, 그것이 옛날 어른들의 건강을 위한 신체훈련의 방법이었다.

최근 병원과 체육대학의 공동 연구로 침대 위에서도 할 수 있는 체조가 개발되었다고 한다.

이제 겨울에 움츠러들지 말고 선인들의 지혜가 담긴 간단한 겨울철 실내 체조법도 만들어 배워보자.

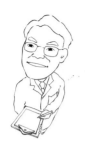

겨울철 축구,
충분한 스트레칭 후에

모든 분야가 그렇듯이 스포츠 분야도 세계화되다보니 요즘은 겨울철에도 신문에는 연일 축구에 관한 기사가 나오고 TV에서도 경기 중계를 예사롭게 보게 되었다.

필자가 다니는 대학에서 한국 스포츠 종목의 역사를 오랫동안 연구하고 있는 교수님의 말씀에 의하면 축구는 원래 전통적인 우리나라의 겨울철 놀이문화였다고 한다. 19세기 중엽에 홍석모가 편찬한 《동국세시기》에는 신라시대 이후 축구의 한국적 원형인 '축국(蹴鞠)'이 12월의 세시풍속으로 정착했음이 기록되어 있다고 한다. 추운 날씨에 공을 차면서 땀을 흘리며 열을 냄으로써 체력과 건강을 유지하는 효과가 있기 때문에 축국이 겨울에서 새해까지 성행할 수 있었던 것이다.

물론 그 옛날 축국은 19세기 말에 서양의 근대식 축구가 들어오기 전에는 털을 넣어 만든 가죽공이나 동물의 방광에 바람을 넣어 만든 공을 사용했고 공을 차는 형태도 다양하여 한 사람이 차는 것에서부터 두 사람 이상 많게는 10명까지도 공을 차는 방식으로, 경기라기보다는 일종의 놀이였다.

　스포츠 과학적인 측면에서 보자면 축구는 전·후반 90분, 4km 이상을 지속적으로 뛰어야 하는 대단한 유산소성 운동이면서 계속 가다 서다를 반복하는 순간적 무산소성 운동 종목이다. 전문 축구 선수들이라면 분당 5~6ℓ의 산소를 소비하고, 미드필더의 경우 게임당 평균 6~8km를 뛰어다닌다. 뿐만 아니라 갑작스러운 방향 전환과 한 동작을 위해 두 개 이상의 관절과 근육을 동시에 써야 하는 종합적인 운동이면서 상대방과 충돌하는 접촉성 경기이다.

　따라서 추운 날씨에 매일 게임을 하는 축구광이라고 해도 겨울철 축구는 조심해야 할 운동이다. 충분한 스트레칭과 준비운동으로 몸을 따뜻하게 한 다음이라도 계속 움직여서 땀이 식어 체온이 떨어지지 않도록 해야 한다.

　더욱이 월드컵 이후에 축구동호인들이 좋아하는 피버노바는 무게가 가볍고 탄력성이 좋아 볼의 속도가 빠를 뿐만 아니라 축구화 때문에 겨울철 언 바닥에서의 방향전환이 쉽지 않고 일단 몸싸움으로 넘어지기라도 하면 큰 부상으로 연결되기 쉽기 때문이다.

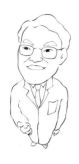

축구가 '중풍' 원인?

필자가 한방병원 재활의학과에 근무할 때 입원한 중풍(中風)환자의 직업 가운데 어쩐지 택시 기사들이 많아 보여 병력 청취한 것을 모은 적이 있었다. '갑자기 바람[風]을 맞았다[的中]' 또는 '갑자기 후려치다(stroke)' 는 뜻을 가진 이 병의 원인은 워낙 다양하다. 그 가운데 특이했던 점은 상당수의 환자가 지금도 동네 학교 운동장이나 한강 둔치에 가면 쉽게 볼 수 있듯이 비번일 때 축구를 했다는 것이었다.

축구는 장소와 공만 있으면 쉽게 할 수 있는 그야말로 대중적인 종목이다. 평소 승객에게서 받는 스트레스도 많았을 터이며 도심의 교통 지옥을 헤집고 다니느라 심신이 피곤할 것은 자명한 일이므로 쉬는 날 운동을 한다는 것은 피로를 푸는 적극적인 휴식법으로 권장할 만한 일이라 당연한 것으로 생각했었다. 하지만 그 후 체육대학에 와서 기사들이 많이 모인 건강 강연회에서 개별 질의와 응답 시간에 들은 얘기를 통해 가끔씩 하는 운동인 축구가 문제가 된다는 것을 알게 되었다.

테니스, 등산, 골프 등 주말 운동족들의 경우도 그러하지만 하루에 갑자기 몰아서 운동하는 경우, 아무리 주말마다 규칙적으로 한다 할지라도 주의가 요구된다. 1회의 운동 효과가 일주일 동안 지속되지도 않거니와 나이가 들수록 반드시 충분한 준비운동을 통해 심폐기능과 근골격·관절계에 무리가 가지 않도록 해야 한다.

이미 과도한 운동으로 심장과 간 등의 내장 기능이 항진되어 대사에 과부하가 걸려있는데도 운동 후 과음이나 과식이 이어지면 건강을 위한 운동의 효과를 보기는 커녕 오히려 몸에 해로운 짐이 될 뿐이다. 거기에다 반드시 이겨야 한다는 승부근성까지 더해진다면 설상가상이다.

더욱이 택시기사를 비롯한 나이드신 분들의 축구하는 경기스타일을 살펴보면, 전·후반을 계속 쉬지않고 뛰는 것이 아니라 공이 와야만 순간적으로 빠르게 움직이므로 축구 종목의 특성인 장시간의 유산소성 운동이 아닌 순발력에 의한 무산소성 운동만 반복하고 있는 셈이 된다. 일반적으로 접촉성 무산소성 운동은 유산소성 운동보다 순간 혈압을 더 많이 상승시키므로 평소 운동을 안 하던 중장년층이나 혈압이 있는 사람에게는 주말 축구가 치명적이 될 수도 있다.

한·일 월드컵 이후 축구동호회의 붐이 일고 있는 것은 분명 바람직한 현상이지만 발로 차기만 하면 되는 축구도 준비없이 어느 날 갑자기 쉽게 시작할 수 있는 운동이 아니다.

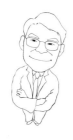

겨울철, 고혈압과 운동

더운 여름철에 땀을 흘려 열을 발산시키는 것이 인체의 조절 현상인 것처럼 추운 겨울철 우리 몸이 떨림으로써 부가적인 열을 발생시켜 떨어지는 체온을 높이게 된다. 추워지면 피부온도가 떨어지고 혈관이 수축되어 피부로부터의 열손실을 줄임으로써 추위에 적응하게 된다. 그러나 고혈압이 있거나 나이가 많은 분들이 운동하느라 갑자기 추운 공기에 노출되면 모세혈관의 수축으로 인해 혈압이 상승하거나 심장에 대한 부담으로 자칫하면 쓰러지는 경우도 있다.

같은 문명병인 당뇨가 전체 인구의 5%를 넘지 않음에 비해 고혈압은 40세 이상 성인의 약 15%를 차지할 정도로 성인에게는 흔할 뿐더러 중풍이나 심장병 등 다른 질병으로의 이환이 쉽고, 무엇보다 두통 외에는 증상이 뚜렷하지 않은 '침묵의 암살자'이다. 더욱이 우리나라 성인의 경우 만성 퇴행성 질환인 고혈압을 대수롭지 않게 생각하거나 별다른 치료없이 지내는 경우가 많아 증상을 악화시키는 경우가 대부분이다. 일반적으로 심장이 확장될 때 나타나는 이완기 혈압이 90mmHg 이상이거나 반대로 수축기 혈압이 140mmHg 이상이면 일단 고혈압으로 분류되며 160mmHg가 넘게 되면 약물치료를 겸하게 된다. 그러나 쉽게 생각하고 누구나 쉽게 택하는 약물은 종류가 많고 다양하여 자신에게 맞는 것을 찾는 것도 쉽지 않지만 고혈압에 대한 근본적인 치료법도 아니다. 물

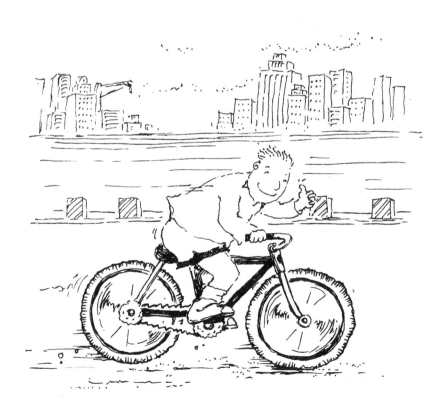

론 운동을 꾸준히 한다 하더라도 혈압을 항상 정상 상태로 유지하거나 고혈압의 합병증인 심혈관계 질환을 완전히 예방하지는 못한다. 따라서 고혈압 치료는 항상 식이요법, 운동요법 및 약물요법을 함께 병행해야만 효과적이다.

규칙적인 운동은 합병증과 사망률을 최소화할 수 있으며 혈압이 낮아지는 상태를 오랫동안 유지할 수 있을 뿐만 아니라, 고혈압의 주요한 원인이 되는 스트레스를 관리하고 체지방을 줄여주는 데 가장 효과적이다. 혈압을 낮추기 위한 대부분의 운동프로그램은 걷기, 자전거 타기, 수영 등 강도는 낮고 시간은 길게 하는 유산소성 운동이 권장된다.

지나치게 힘을 주거나 무거운 것을 드는 중량운동은 혈압을 상승시키므로 고혈압 환자가 운동을 선택할 때 주의를 요하며, 심폐지구성 운동이라도 반드시 운동 전 준비운동과 운동 후 정리운동을 실시해야 한다. 특히 약물치료를 받고 있는 사람이 약물 복용 중에 운동을 하면 심폐기능과 대사반응에 또 다른 영향을 미치게 되므로 반드시 자신이 먹는 약의 작용과 부작용에 대해 미리 알고 있어야 하며 운동 중 주의사항에 대해 담당의사로부터 설명을 들어야 한다.

일반적으로 운동강도를 구하기 위한 간편한 방법은 220에서 자신의 연령을 뺀 숫자인 최대심박수에 60~65%를 곱한 값으로 자신의 운동강도로 정하는 것이다. 운동지속시간은 처음 4주 동안은 30분씩 하고 그 후에 2주마다 10분씩 늘려 1시간을 유지하며, 1시간이 지난 후에도 피로를 느끼지 않는다면 운동시간을 더 늘려도 괜찮다. 운동횟수는 운동효과를 최대화하기 위해 1주일에 5일 정도가 좋지만 초기에는 1주일에 3일 정도에서 시작한다.

한의학에는 고혈압이란 병명은 없다. 다만 고혈압을 생체에서 일어난 불균형 상태로 보고 이 불균형으로 초래된 여러 증상과 체질을 고려하여 치료하며, 주로 두통과 어지럼증을 주증상으로 하고 있는 간양상항(肝陽上亢), 담풍상승(痰風上昇), 중풍(中風) 등의 범주에 속한다고 보았다. 또한 현대인들의 스트레스로 해석되고 있는 칠정(七情)인 감정의 문제, 음식조절 및 내장기의 음양이나 기혈조절이 잘 안 될 때 증상이 나타난다고 보고, 기(氣)나 화(火)에 의한 고혈압 증상에 대한 진정작용, 혈(血)에 의한 어혈제거, 혈청지질저하 및 혈관확장작용, 수(水)에 의한 증상에 대한 이뇨작용을 가진 약물이나 복합처방을 활용하여 혈압을 조절하게 된다. 이와 관련해서는 일본에서 가장 큰 한방추출액제약회사인 '쯔무라'의《생약핸드북》에 한약의 혈압강하효능과 양약과의 병행투여 효과에 관해 자세히 연구·기록되어 있다.

한편 중국 상해시 고혈압연구소에서는 한방운동법인 기공과 호흡도인법을 이용한 혈압강하효과를 발표한 적이 있는데, 특히 '입정(入靜)', '방송(放松)', '조식(調息)'이 고혈압과 죽상동맥경화에 현저한 효과가 있다고 보고하였다.

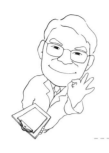

겨울철 새벽골프 심장에 부담

지난 겨울 필자가 속해 있는 스포츠 학회의 올해 임원단합대회가 제 주도에서 열렸다. 토요일 오후 서울에서 출발해서 일요일 오후 귀경하는 일정이었는데, 토요일 저녁 세미나 및 회식과 일요일 아침 골프 또는 관광이 주요 행사 내용이었다.

단합대회가 의례 그러하듯 세미나 이후 회식이 길어졌고 음주와 토론은 숙소로까지 이어졌다. 일요일 오후 비행기를 타기 위해 일정을 빡빡하게 하다보니 골프팀들은 일요일 새벽에 라운딩을 시작해야 했다. 하지만 안개가 심해 코스 끝 무렵까지 전망이 좋기로 유명하다는 그 골프장의 전경은 하나도 볼 수 없었다.

전날 늦게 잔 탓에 모두들 잠도 부족했지만 무엇보다 외지에서의 골프라 재미있어 했다. 하지만 안개 탓에 홀마다 소리를 지르며 샷을 해야 했고 방향도 몰라 우왕좌왕해야 했다. 문제의 사고는 8홀쯤 갔을 때 앞서 가던 팀원 중 한 사람이 쓰러지면서 발생했다. 마지막 어프로치를 하기 위해 우리 일행이 신호를 기다리고 있었는데 그린에서 퍼팅을 하던 앞 팀으로부터 치지 말라는 다급한 목소리가 들렸다. 가보니 세 사람의 팀원 중 한 사람이 먼 거리 퍼팅 성공에 환호하다 쓰러져 있었는데 다행히 다른 두 사람이 팀닥터 경험이 많은 한의사들이라 허리띠와 옷을 느슨하게 풀고 침을 놓고 급히 응급구조 요청을 해놓은 상태였다. 곧바로 운반 차량이 와서 가까운 병원으로 이송하여 처치를 받긴 했지만 매우 긴박한 상황이었다.

새벽 골프, 특히 겨울철 골프는 주의를 요한다. 잠이 부족하다거나 전날 음주를 한 뒤라거나 혹은 평소 운동시 숨이 자주 차고 가슴이 답답한 분들 또는 고혈압이나 심장병이 있는 분이라면 별로 추천하고 싶지 않다. 별일 없이도 겨울철 추운 날씨[寒邪]에 갑자기 기혈(氣血)이 막혀서 급사(急死)할 수 있다고 한의학에서는 경고하고 있지만, 추운데 샷 때문에 옷을 얇게 입어 보온이 잘 안 되어 있거나 준비운동 부족으로 몸이 덥혀지지 않은 상태에서 필드에 나섰다가는 혈액순환이 잘 안 되어 심장에 부담을 주거나 관절이나 근육이 경직되어 허리, 어깨, 손목, 팔꿈치 등에 부상을 입을 위험이 높다.

베트남은 겨울 날씨는 아니지만 호치민시 교외 골프장에서 드라이브 티샷으로 300야드 가량 공을 날린 뒤 환호하다 심장마비로 숨진 42세 회사원 윤모씨 얘기는 40대 이후의 골퍼들이라면 새겨들어야 할 사례다.

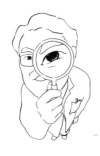

남모를 고민, 수족냉증

생각건데 가장 한국적인 질병의 이름이 '수족냉증'이지 않을까 한다. 흔히 "손발이 차갑다" "발이 시려워 잠을 이룰 수가 없다" "무릎이 시리다" "허리 아래가 차갑다" "몸에 바람이 든 것처럼 느껴진다" 등 갖가지 증상으로 표현되는 수족냉증은 한의학에서 냉증에 속하는 하나의 syndrome(증후군)이지만 서양의학에서는 단지 하나의 sign(증상)일 뿐 독립된 증후군도 질병명도 아니다.

날씨가 쌀쌀해지면 유난히 추워하는 여성들이 많아져 온몸 또는 일정 부위가 몹시 차고 시려워서 견디기 힘들 정도라고 한다. 날이 더운데도 불구하고 손발이 몹시 차서 악수도 하기 꺼려지거나 쉽게 피로하고 운동할 때 숨이 심하게 가쁘다고 호소하는 사람도 많다. 흔히 냉증이라고 통칭되는 이러한 증상은 계절에 관계없이 여름에도 나타나곤 한다. 물론 차다고 해서 다 이상이 있는 것은 아니고 추위에 대한 반응이 민감하고 몸의 어느 부분이 유난히 차서 정상 생활을 할 수 없는 경우 이상이 있다고 판단되면 치료 대상으로 삼는다.

그러나 여성의 손이 차다고 냉증을 우려할 필요는 없다. 왜냐하면 총 혈액량이 적고 헤모글로빈 농도가 낮으며 심폐용적이 적은 여성의 손이 평균적으로 남자의 손보다 차기 때문이며, 여성의 손은 다른 부위보다 1.5도 정도가 차기 때문이다. 하지만 나이가 들면서 동맥경화나 혈액순환부전이 생기거나 자율신경이 실조되거나 영양 불충분 또는 소화기의 기능약화로 생기는 수족냉증은 반드시 치료를 요한다.

여성 가운데 냉증을 호소하는 사람들은 40세 이상의 갱년기 여성이거나 출산경험이 없는 사람 또는 난소기능이 미약한 사람이 대부분이다. 그 외에도 심장기능 이상, 갑상선 기능저하, 영양실조, 빈혈, 저혈압, 위하수, 골반 염증 등 냉증의 원인이 될 만한 요소가 많아 냉증을 단순히 신경이나 혈액이상이라고 말하기는 어렵다. 한의학에서 중시하는 산후조리를 잘 못한 경우 호르몬 분비가 저하되고 자율신경의 기능의 부조화가 발생되어, 교감신경은 촉진되고 부교감신경은 억제되면서 피부혈관은 수축되고 혈액량은 감소하여, 피부온도가 저하되고 냉증이 발생하게 된다고 한다. 흔히들 말하는 냉증체질은 대체로 군살이 찌고 땀이 많고 소심하여 활동하기 싫어하는 사람이나 빈혈, 저혈압, 위하수 등의 증상이 있으면서 마르고 발육이 좋지 않은 사람 또는 과음, 과색, 흡연, 과로 등에 의해서 추위를 타는 사람을 말한다.

어쨌든 냉증은 신체의 한 부분이 찬 것 외에도 피로감, 어지럼증, 빈혈, 식은땀, 귀울림, 위장장애, 초조, 불면 등의 신경증상, 고혈압, 관절통, 신경통, 류마티즘, 소변빈삭, 변비, 설사, 소화장애, 식욕부진 등이 함께 발생하는 증후군이며, 가끔은 특이하게 몸의 하반신이나 좌·우측 어느 한편이 몹시 시리고 다른 쪽은 열감을 느끼는 사람도 있다.

이러한 냉증이 치료되지 않으면서 불임, 생리불순, 생리통, 각종 염증과 대하, 임신중독증, 유산 및 조산, 산후풍, 성욕감퇴, 불감증, 방광염, 요도염 등이 함께 발생할 수 있다.

"여자는 몸을 차게 해서는 안 된다" "몸이 차면 아기를 가질 수 없다"는 등 대부분 냉증하면 으레 여자를 떠올리지만 남자들에게서도 자주 나타난다. 냉증을 가진 남성은 허리 아래가 차고 소변을 지리기도 한다. 정력이 약해져 정액이 저절로 나오거나 조루 현상이 나타나고 고환 아래나 하체가 축축해진다. 또 맥주나 찬 음식을 먹으면 변이 묽어지거나 설사를 하며 좋은 음식을 먹어도 몸이 수척해지고 힘을 못쓰게 된다. 뿐만 아니라 얼굴도 희고 창백해지며 식욕도 줄고 식은땀을 흘리기도 한다. 허리가 시고 무거우며 은근히 아프다든지 다리에 기운이 없어 오래 견딜 수가 없다든지 하는 것도 남자들의 냉증에 의한 증상들이다.

냉증 치료를 위해서 한의학에서는 냉증을 한증과 열증으로 나눈다. 한증은 양기가 쇠약해지고 찬기운이 속에 있어 생기는데, 추위하고 자주 설사하며 맥은 약하고 가라앉아 있어 양기를 회복시키고 찬기운을 없애는 방법을 쓴다. 열증은 많은 경우 나쁜 열기운이 속에 몰려서 양기가 팔다리로 퍼지지 못하기 때문에 생기는데, 가슴이 답답하고 입안이 마르는 증상을 나타내므로 속에 몰려있는 열을 없애는 방법을 쓴다.

냉증 치료를 위해서는 일반적으로 과도한 신체적인 무리나 스트레스를 피해야 한다. 항상 일정한 시간에 식사를 하고 식사량을 지키며 더운 음식을 먹는 것이 좋다. 에너지 대사율을 높이는 단백질 섭취를 충분히 하고 신경을 조절하고 열조절을 해주는 비타민과 무기질 섭취가 좋은 식품을 취하는 식이요법도 권하고 싶다. 철분과 비타민 F가 많이 들어있는 사골탕과 소의 간, 콩 종류, 마늘, 우유, 찹쌀 등이 도움이 된다.

예로부터 우리 선조들은 운치있는 생활의 멋으로, 구급약이나 건강증진용으로 약용주를 담가서 먹었다. 또한 냉증 치료를 위해 쑥, 인삼, 마늘, 생강, 잇꽃, 구기자, 대추 등을 이용하여 차를 만들어 마셔왔다.

약간의 성의만 있으면 당장 시행할 수 있는 것 가운데 가장 좋은 것은 운동이다. 심폐기능 향상을 통한 혈액순환뿐만 아니라 찬기운에 대한 면역능력을 높이고 스트레스를 해소하기 위해서는 천천히 뛰거나 속보로 걷기를 행해야 한다. 치료해야 할 것이 전신냉증이든 수족냉증이든 힘차게 움직여야 한다! 그리고 크게 웃어야 한다!

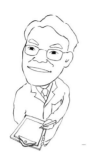

기나긴 겨울밤의
참을 수 없는 가려움증

　찬바람이 불고 겨울이 되면 뚜렷한 피부질환 없이도 피부가 하얗게 일어나면서 견딜 수 없이 가려운 증상을 호소하는 경우가 많다. 이럴 때 가려움을 참지 못하고 긁으면 피부가 따갑거나 벌겋게 부어오르고 심하면 피가 나기도 한다. 약을 바르면 조금 덜 가렵지만 그것도 잠시뿐이다. 기나긴 겨울밤의 참을 수 없는 가려움, '동계소양증(winter itching)' 이라 불리는 겨울철 건성습진을 두고 하는 말이다. '동계소양증'은 '피부건조증', '건피증', '건조소양증', '건성습진' 등으로도 불린다.

　피부는 3층, 즉 표피, 진피, 피하조직으로 구성되어 있다. 표피는 다시 두 층으로 나누어 죽은 각질화된 세포들로 된 바깥쪽의 각질층과 멜라닌색소 및 각질이 형성되는 내부세포층으로 구분되며, 진피로부터 영양 공급을 받는다. 진피는 결합조직, 피지선 및 약간의 모낭 등을 함유하고 있고, 지방, 한선, 모낭 등을 함유하고 있는 결합조직과 아랫부분이 섞여 있다. 그 중 손바닥과 발바닥을 제외한 모든 피부에 퍼져있는 피지선은 모낭을 통해 피부표면으로 나오는 지방물질을 분비하는데, 이것이 수분

손실을 방지하는 데 중요한 역할을 하는 피부 위의 기름층이 된다.

날씨가 추워지고 겨울이 되면 대기의 습도가 떨어질 뿐만 아니라 피부도 기름기나 수분이 없어져 건조해지고 피지나 땀과 같은 보호막이 약해지면서 찬바람, 난방, 뜨거운 물 등에 쉽게 자극을 받아 가려움증이 생기는 것이다. 이러한 피부건조증의 특징은 팔, 다리, 몸통 가릴 것 없이 전신이 발작적으로 가렵고 스트레스를 받으면 더욱 심해진다. 또한 주로 야간에 심해 잠을 못 이루기 일쑤다.

피부 건조증은 원래 노화로 피부가 건조해지기 쉬운 50대 이후에 많이 생겨 '노인성 습진' 이라고도 부른다. 그러나 1980년대부터 매일 목욕하는 서구화된 생활습관이 정착되면서 30대에도 피부건조증을 호소하는 사람들이 늘어났다. 하루에도 서너 번씩 강박적으로 비누목욕을 하는 사람이라면 남녀 노소를 가릴 것 없이 발생한다.

이처럼 나이와 계절 같은 자연적인 요인 외에 생활 습관이나 스트레스가 최근에는 중요한 변수가 되고 있다. 대표적인 예가 아파트 생활. 아파트는 일반주택보다 건조하고 온도가 높으며 목욕시설도 잘 돼 있어 겨울철에도 거의 날마다 샤워나 목욕을 하게 된다. 여기에다 우리 나라 사람들은 흔히 '이태리 타월' 이라 불렸던 때밀이 수건을 즐겨 사용하여 심하면 피부에서 피가 날 정도로 강한 자극을 주는 경우가 있어 더욱 문제가 된다. 손이나 부드러운 수건으로 거품을 낸 후 전신에 부드럽게 바르고 씻어내야 한다.

피부도 마음이 지배한다. 정신적 긴장이나 충격, 스트레스가 탈모증을 유발하고 기미나 여드름을 악화시킨다는 것은 이미 널리 알려진 의학적 사실이다. 영국의 연구보고에 의하면 기존 치료법으로 잘 낫지 않는 건선, 아토피성 습진과 같은 피부병 환자 가운데 절반 이상이 발병 직전 이혼이나 배우자의 죽음, 이사 등 심리적인 스트레스를 경험한 것으로 나타나 값비싼 치료제보다 편안한 마음이 피부건강에 더욱 중요하다는 과학적 근거를 제시하고 있다. 따라서 잠재돼 있는 갈등을 풀고 스트레스에서 벗어나는 것이 원인이 정확하지 않은 가려움증을 극복하는 데 유익하다.

가려워도 가급적 긁지 말아야 한다. 긁는 것 자체가 피부를 자극해 가려움을 유발시키는 히스타민과 같은 물질의 분비를 증가시키므로 가렵다고 긁기 시작하면 더욱 가려워지는 악순환을 밟게 되기 때문이다. 따라서 가려우면 로션타입의 보습제를 발라주거나 심하면 바셀린을 사용한다. 그래도 가려움증이 가라앉지 않으면 항히스타민제를 잠깐 복용한다.

무엇보다도 피부건조증이 있는 사람은 생활습관을 바꾸어야 한다. 목욕횟수도 줄이고 지나친 비누목욕을 삼가야 한다. 특히 세척력이 강한 비누로 피부를 세게 문지르거나 피부의 끈적거림을 완전히 없애야 만족하는 사람일수록 가려움증이 발생하기 쉽다. 되도록 피부 보습효과가 있는 비누를 사용하는 것이 좋다.

또한 너무 뜨거운 물로 장시간 목욕하는 것도 피해야 한다. 뜨거운 물이 담긴 욕조에서 오래 피부를 담그면 당장은 시원하지만 피부가 공기에 노출되면 훨씬 빨리 건조해진다. 따라서 탕욕은 따뜻함을 느낄 수 있을 정도가 적당하며 목욕 후 피부건조가 나타나기 시작하는 3분 이내에 오일이나 보디로션, 피부 보습제 등을 발라주어야 한다. 겨울에는 목욕 후 수건으로 물기를 닦을 때 물방울이 떨어지지 않을 정도로 가볍게 닦아 피부가 촉촉한 상태에서 크림이나 로션 같은 보습제를 바르는 것이 각질이 일어나는 것과 가려움증에 좋다.

주위 생활환경도 가습기나 화초, 세탁물 등을 이용해 실내습도를 최소한 40% 이상으로 유지하고 난방을 약하게 하여 너무 덥지 않게 해주는 것이 가려움증 극복에 도움이 된다.

겨울철에 별미로 먹을 수 있는 음식도 문제가 될 수 있다. 동물성 지방, 소화가 잘 안 되는 밀가루, 열이 많은 술 등은 가려움증을 유발하는 대표적인 식품이므로 가려움증이 심한 사람은 이들 식품을 피해야 한다. 커피보다 오미자차나 구기자차를 하루 2잔 이상 마실 것을 권하며, 이와 관련하여 하루에 물을 8잔 이상 마시는 것도 피부의 수분함량을 높이는 좋은 방법이 된다.

끝으로 강조할 것은 겨울에 심해지는 피부병에는 피부건조증 외에도 아토피성 피부염이나 건선, 소양증 등이 있으며, 만성 간질환, 콩팥질환, 악성 림프종 등 가려움증을 유발하는 여러 가지 질환이 있을 수 있으므로 이유없이 심하게 가렵고 계속해서 가라앉지 않는다면 반드시 병원에서 검사와 진찰을 받아보는 것이 필요하다. 가려움증은 통증 못지 않게 신체에 이상이 생겼음을 알려주는 비상신호이기 때문이다.

운동 상해와
한방치료

3

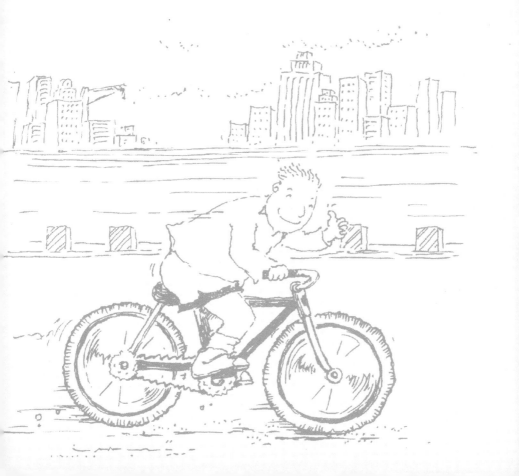

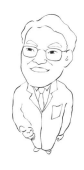

통증의 덫, 근막통증증후군

혹시 아침에 일어날 때 온몸이 맞은 듯이 찌뿌둥하거나 손발의 관절이 붓고 뻣뻣하면서 심한 피로감을 느끼십니까? 혹은 쉽게 잠이 오지 않고 잠이 들어도 조그만 소리에 자꾸만 깨거나 내용도 없고 기억도 잘 나지 않으면서 기분 나쁜 꿈을 꾸다 가위눌린 듯 깨지는 않으십니까? 이유 없이 불안하십니까? 그래서 아침에 일어날 때 한 번이라도 상쾌하게 잠자리에서 일어나는 것이 소원이십니까?

최근 들어 쉽게 피곤해지면서 신경질이 나고 화도 잘 내서 남들이 신경이 예민해진 것 같다고 말하지는 않았습니까? 모든 일에 의욕이 없고 무기력해지거나 세상일 자체에 흥미도 없고 무의미해지면서 우울하지는 않으십니까? 혹시 병원에서는 심장 검사에서 아무 이상이 없다고 하는데도 가슴이 답답하거나 간혹 통증이 느껴지지는 않습니까?

소화가 안 되고 속이 더부룩 답답하면서 음식 같은 특별한 이유 없이 아랫배가 아프면서 변비와 설사가 교대로 나오지는 않습니까? 특히 여자들의 경우 월경 전에 예민해지거나 몸이 붓고 아프고 또 월경시에는 배나 허리가 아픈 것이 전보다 훨씬 심해지지는 않습니까? 어깨나 목이 항시 부드럽지 못하고 뻑뻑하면서 누가 갑자기 만져주기라도 하면 아프고 놀라서 신경질을 부리지나 않으십니까? 한쪽으로의 편두통, 그것도 짜증스럽고 은은한 두통을 자주 느끼시거나 눈이 침침하고 뻑뻑하십니까? 가벼운 신문이라도 물건을 들다가 갑작스럽게 등 가운데 어정쩡한 곳이나 허리가 아파서 어쩔 줄 몰라 한 적은 없습니까?

이런 증상이 컴퓨터 모니터와 같은 책상 업무 작업을 오래동안 한 후에나 한 동작을 오랫동안 유지한 후에 발생하지는 않았습니까? 혹시 머리를 감고 곧바로 찬바람을 쐬거나 머리를 짧게 자르고 난 후라거나 추운 날씨에 더 심해지지는 않습니까? 어떻게 해서 좀 괜찮다 싶었는데 쉽게 재발하지는 않습니까?

더욱이 아파서 병원에 가서 X-레이니 피검사니 열심히 했는데 아무 이상이 없으니 너무 과로하지 마시고 스트레스 관리나 잘 하시라고 권유받지나 않으셨습니까?

만약 그렇다면 근육이나 근막에 발생해서 악순환이 계속되는 '통증의 덫'에 걸렸다고 할 수 있습니다.

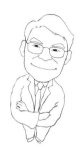

근막통증증후군의 증상

갑자기 가벼운 물건을 들려 하거나, 선반 위의 물건을 내리려 하거나, 침대에서 등 뒤에 있는 스탠드 불을 끄려 하거나, 딱딱한 물건을 오래 씹거나, 갑자기 입을 크게 벌리거나, 한쪽 목과 어깨로 전화를 오래 받거나, 침대나 소파에 누워서 책이나 TV를 오래 보거나, 발목을 반대편 무릎 위에 걸친 채로 또는 다리를 꼬고 오래 앉아 있거나, 쪼그린 채 오래 있거나, 왼쪽 발을 바깥쪽으로 향하게 한 채 오랫동안 운전을 하거나, 자갈길이나 울퉁불퉁한 길을 걷거나, 오랜만에 하이힐을 신거나, 큰 개를 끌고 산책을 하거나, 그 외에도 눈 치우기, 망치질, 페인트칠, 잔디 깎기, 빡빡한 가속 페달로 장시간의 운전, 피아노 치기, 컴퓨터 작업, 테니스 서브 등 매우 일상적인 운동이나 작업이라도 익숙치 않거나 나쁜 자세로 오랜 시간 동안 반복해서 할 때 갑작스런 통증이 유발된다.

이를 왜 '통증의 덫'에 걸렸다고 했냐하면 급성적으로 근육이나 근막 등의 연부조직에 과민반응부위가 생겼는데 치료를 하지 않거나 해서 지속되면 만성화되어 또 다른 근육에 2차성, 연관성 통증부위가 생겨 결국 전신적으로 나타나게 되고 관련 근육의 힘만 약화되는 것이 아니라 전신적인 무력감이나 정신적인 증상까지 동반하게 되는데 치료를 받으면 다소 나아졌다가 또 다시 재발하면서 점점 더 심해지는 악순환을 반복하기 때문이다.

이 통증증후군은 급성적인 과부하를 받고 있는 도중 또는 바로 직후에 갑자기 근육통증이 발생하거나 만성적인 과부하로 인해 점진적으로 통증이 생기게 된다. 특징적으로 근육이나 연부조직에 매우 예민한 통점과 단단한 띠 형태의 작은 결절이 있고 그 근육을 강제로 움직이려 할 때 통증이 증가하게 된다.

근육의 위축은 나타나지 않지만 근력, 특히 수축력은 약화된다. 통점 부위를 손가락으로 누르면 아파서 깜짝 놀라 펄쩍 뛰는 반응을 나타내며, 마치 권총의 방아쇠를 당기면 멀리 떨어진 목표에 맞듯이 통점으로부터 좀 떨어진 부위로 뻗쳐지는 독특한 통증의 형태를 띠게 된다.

급격한 작업이나 운동 외에도 과로, 피로, 자동차 사고와 같은 직접적인 외상, 기온 변화에 의한 오한 등에 의해 시작되며 심근경색, 소화성 궤양, 담석증, 신장결석 등의 내장질환, 각종 관절질환, 스트레스나 정신적인 염려, 긴장 등에 의해 간접적으로 활성화된다.

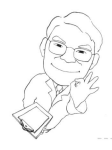

갑작스런 근육통엔 스트레칭·찜질 '효과'

책상 사이에 깊숙이 떨어진 물건을 끄집어내거나 자동차 안에서 뒷좌석에 있는 물건을 잡기 위해 손을 뻗치다가 갑작스런 목이나 팔, 어깨 또는 등 근육의 수축과 통증 때문에 당황한 적이 있습니까? 그때 어쩔 줄 몰라하다가 무작정 팔이나 어깨를 쭉 펴고 있으려니 언제인지 모르게 통증이 줄어드는 느낌을 받은 적이 있습니까?

이와 같은 통증은 급성적인 동작 또는 만성적인 손상에 의해 근육이나 근막에 있는 통증유발점의 민감도가 활성화되어 발생한 것이다. 이때 아프지 않게 하는 가장 효과적인 치료법이 바로 운동선수들이 운동을 시작하기 전에 몸을 데우기(위밍업) 위해 가장 많이 활용하고 있는 스트레칭(신전요법)과 따뜻한 찜질(온습포)이다.

왜냐하면 병변이 발생한 근육은 수축되어 있거나 통증과 반사적인 경련 때문에 신전할 수 없는 것이 문제이므로 따뜻하게 해주거나 그 근육을 최대한의 정상 가동영역까지 펴주어야 한다. 이때의 스트레칭은 급작스런 동작에 의한 통증유발점의 활성화를 막기 위해 그 근육의 길이

방향으로 천천히 조심스럽게, 그리고 꾸준히 실시하여야 한다.

만약 오래되어 만성적이거나 여러 근육이 관계되어 다발성인 경우, 또는 점차 진행 중인 경우라면 스트레칭요법만을 지속적으로 실시한다고 하더라도 증상이 개선되기는 어렵다. 이런 경우에는 가능한 한 최대의 신전 긴장상태에서 급성 국소냉각제인 바포쿨란트 스프레이를 피부에서 약 50㎝ 떨어진 거리에서 4~5초 정도 근육의 길이 방향으로 뿌리고 난 후 온습포로 피부를 다시 따뜻하게 한다.

그 후 스트레칭을 실시하면서 근육을 능동적이고 활기차게 움직이게 해야 한다. 병원에 가면 냉각제를 뿌리는 대신 생리식염수나 적당한 국소마취제를 주사하고, 곧이어 온습포를 실시하여 주사에 의한 통증이 가라앉고 난 후, 적극적으로 스트레칭을 실시하는 방법을 활용하고 있다.

한의학에서의 효과적인 치료방법으로는 통증유발점에 직접 침이나 부항, 심부 지압 또는 심층 마사지를 실시하는 것이 있는데, 보통 담(痰)이 결린다고 한의원을 찾아 치료받는 경우가 많은 것은 그 탁월한 효과 때문이다.

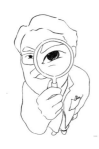

정신적인 스트레스가
만성적인 통증의 원인

'아픈 원인이 무엇일까?' '내가 미친 것은 아닐까?' '혹시 암은 아닐까?' '내가 다시 일을 할 수 있게 될까?' '부모로서 제구실이나 할 수 있을까?' '계속 나빠지는 것은 아닐까?' '이러다가 약물에 중독되는 것은 아닐까?'

꾀병 같아 보이는 만성적인 통증을 가진 환자들이 겪는 암담한 정신적 고통은 말로 다 표현할 수 없다. 여러 가지 의학적인 검사를 해봐도 구체적으로 아픈 이유를 찾아내지 못하면 심리적이라거나 신경성이라고 흔히 진단되기 쉽고 집에서는 물론 직장이나 사회에서의 여러 가지 혜택을 누리기가 힘들어진다.

통점유발 환자의 생활은 불쌍하게도 만성 통증이 엮어놓은 복잡한 그물(악순환) 속에 점차 걸려들게 된다. 즉 통증은 직업활동으로 쉽게 심해지고, 지속적인 통증은 작업능률을 저하시키며 짜증나게 하고, 작업 차질에 대한 참을성은 없어지고, 이것이 진행되면 더 이상 일을 할 수 없게 된다. 게다가 정서적으로 스트레스 상태에 놓여있는 사람들은 쓸데없이

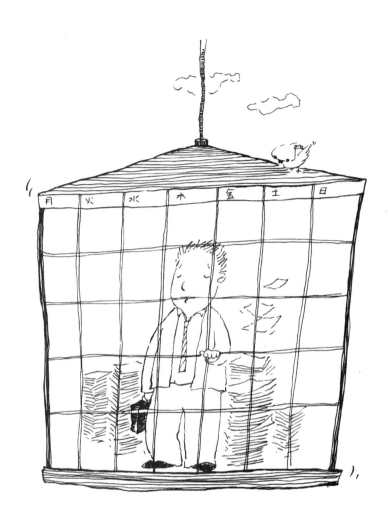

근육을 긴장시켜 통점을 유발시키는 지속적인 근육의 수축이 생기게 한다.

만성적인 통증 환자의 치료를 위해서는 지속인자의 교정이나 특수치료법도 중요하지만, 우선 자신감을 회복하기 위해 최소한의 취미활동과 심리적 이완이 필요하다. 또한 통증이 나타나는 근육의 기능, 그 근육에 가해지는 스트레스를 최소화하기 위한 행동요령, 근육의 긴장을 이완시키는 스트레칭법 및 집에서 할 수 있는 운동법을 반드시 알아야 하며 매일 반복해서 실시해야 한다.

한의학에서는 정신활동의 구체적인 변화를 기쁨[喜], 노여움[怒], 근심[憂], 생각이 많음[思], 슬퍼함[悲], 놀람[驚], 공포[恐] 등의 칠정(七情)이라는 용어로 표현하고, 모든 지나친 정신적인 자극이 병의 원인이 되는 스트레스가 될 수 있다고 보기 때문에 마음의 한결같은 평상심(平常心)을 중요시한다. 마음을 편안히 하기 위해 호흡도인법, 명상, 기공, 향기요법 등이 유용하게 쓰이고 있으며, 증상에 따라 기혈조절을 위한 침, 뜸, 한약을 치료에 응용하고 있다.

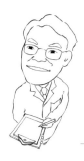

비대칭 신체구조 척추측만증 유발

차려 자세로 서 있으라고 하면 어쩐지 삐딱해 보이는 사람이 있다. 한쪽 어깨를 들고 있는 듯하거나 바지 양쪽에 닿는 팔길이가 달라 보이거나 허리 벨트가 비스듬해 어색한 사람들이 있다. 바로 서 있는 것보다 한쪽 다리를 앞으로 내밀고 서 있는 것이 편하거나 의자에 앉을 때 항상 한쪽 다리로만 꼬고 앉아야 자세가 편한 사람들이 있다.

간혹 관찰력이 뛰어난 사람들은 누워 있을 때 한쪽 다리가 조금 길어 보인다든지 신발의 한쪽 뒤축이 다른 쪽보다 더 닳아져 있다고 호소하기도 한다. 아예 옷을 벗고 앞으로 구부려보면 등 중심에서 양쪽으로 똑같이 나타나야 할 언덕이 한쪽은 꺼져있다는 것을 발견했다는 사람도 있다.

"나는 유난히 두번째 발가락이 길면서 두번째와 세번째 발가락 사이는 물갈퀴처럼 생겨있고 첫째, 둘째, 새끼발가락 아래로 굳은 살이 박힌 듯이 딱딱하고 튀어나와 못생긴 발을 가지고 있습니다"라고 고백하는 사람도 있다. "점잖은 자리에서 양쪽에 팔걸이가 있는 의자에 앉았는데 한쪽 팔꿈치는 팔걸이에 닿았으나 다른 한쪽은 계속 들려있는 것을 발견하고는 팔꿈치를 닿게 하기 위해 앞으로 웅크리거나 한쪽 옆으로 상체를 기울이거나 또는 엉덩이를 앞부분으로 이동시킨 적이 있습니까"라고 질문하면 "맞아"라고 맞장구치는 사람도 있다.

실험정신이 투철한 사람은 두 발을 모으고 거울 앞에 서서 발뒤꿈치에 패드나 잡지를 하나씩 받쳐주는 방법으로 골반이나 어깨가 수평이 되는지 살펴보기도 한다. 간혹 어느 날 바지 뒷주머니의 두툼한 지갑을 반대편에 넣거나 했을 때 편안함을 느끼는 사람도 있다.

이처럼 서 있을 때 한쪽 다리가 짧은 경우와 앉아있을 때 한쪽 골반이 작은 경우, 이로 인해 골반은 한쪽으로 기울어지게 되어 척추의 기능적 (보상적) 측만증을 일으킨다. 이것은 곧 골반의 경사를 유발시키고, 어깨선도 기울어지게 한다. 두번째 발가락이 긴 경우와 한쪽 팔이 짧은 경우 역시 하지와 상체의 특정 근육에만 계속해서 과중한 부담을 주게 된다.

통증의 원인이 되는 이러한 지속인자에 대한 교정없이 치료만 받을 경우 나았다가 또 아픈 치료와 재발의 악순환을 되풀이하게 된다.

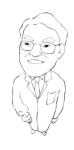

통증부위 지압하면 혈액순환 원활

흔히 잘못된 자세를 취했거나 한 자세를 너무 오래 유지했을 때 발생하는 통증유발점의 원인은 급성적이거나 만성적인 손상에 의해 근막이나 근육이 최대로 수축함으로써 그 부위에 국소적인 순환이 잘 되지 않아 허혈성 상태나 무산소성 상태가 되기 때문이다. 이때 최대 수축을 극복하고 국소적인 순환을 원활히 해주어서 통증을 억제하기 위하여 스스로 그 부위를 꾹 눌러주게 되는데 이를 '허혈성 압박(Ischemic Compression)'이라 한다.

이는 지압법과 흡사하게 통증유발점 부위를 손가락으로 누르는 방법으로 아픈 사람 스스로도 할 수 있으며 조금 아픈 방법이라 할 수 있다. 이 지압법을 실시하기 위해서는 시술자가 정확하게 통증유발점을 찾아내 눌러주어야 하며 몇 초 계속해서 눌러준 뒤에 통증이 다소 가라앉으면 다음엔 점차 더 강한 압력을 가해준다. 이렇게 해서 약 1~2분 계속하는 동안 통증이 없어지면 눌렀던 손가락을 뗀다.

이런 허혈압박을 반복 시술하면 통점 자체의 통증은 물론 통점에서부터 시작되어 번져나간 관련통까지도 없어지게 된다. 또한 이런 지압치료 방법은 매일 되풀이해도 무방하다.

만일 등 한가운데나 허리처럼 자신의 손으로 스스로 지압하기 힘든 부위에 통증유발점이 발생하였을 경우라면 테니스 공을 바닥에 놓고 아픈 부위를 공에 대고 몸으로 누르는 것을 약 1~2분 정도 계속해주면 통증이 감소되는 효과를 경험할 수 있다.

동·서양을 막론하고 시술자의 손으로 환자의 신체표면에 자극을 가하여 질병을 치료하고 예방하는 수기요법(manipulation)이 발달되어 왔다. 그 중 동양의학적인 안마, 추나, 지압 등이 서양의 마사지, 카이로프랙틱, 오스테오파시 등과 다른 점은 치료기법도 있겠으나 치료점이 인대, 근육 등의 연부조직이나 뼈가 아닌 경락계통이란 점에서도 차이가 있다.

통증유발점 치료를 위한 지압법은 《의종금감(醫宗金鑑)》이란 한의학 서적에 수록된 17종의 기법 중 안법(按法)이 이와 유사하다. 안법은 손가락이나 손바닥 혹은 팔꿈치로 경혈이나 경근 등 일정 부위를 누르는데, 점점 깊이 압력을 가하여 눌러서 머무는 법이며, 점법(點法)이나 압법(壓法)으로 설명되기도 한다.

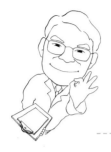

자세불량으로 인한 통증 자가교정으로 해소

골프, 테니스, 배드민턴. 이 세 가지 운동을 처음 배울 때 공통점은? "어깨에 힘 빼라"이다. 이런 운동들을 배울 때 가장 중요한 기초는 자세이다. 폼이 그럴싸해야 보는 사람들도 즐겁겠지만 사실은 계속 같은 동작을 수행할 때 가장 에너지를 적게 소모하고 최소한으로 힘을 아끼는 것이 바로 올바른 자세이다. 보기에는 어정쩡해도 독특한 나름대로의 폼으로 정확한 기술을 구사하는 사람들도 적지 않지만, 부적절한 자세는 인체의 일정 부위에 과도한 부담을 주어 결국 자세를 유지해주는 근육과 관절에 통증을 유발하게 된다.

일반인들에게 있어서 나쁜 자세를 만드는 가장 큰 원인은 인체공학적으로 부적합하게 설계된 가구이다. 예를 들면 대부분의 의자는 적절한 허리받침이 없어서 정상적인 척주의 만곡을 유지시키지 못하여 요추가 뒤로 휘는 후만자세로 만든다.

이로 인하여 가슴은 앞으로 움츠리고 머리는 앞으로 웅크리고 내미는 소위 '철새를 쌍안경으로 관찰하는 자세'를 취하게 된다. 이는 흔히 하

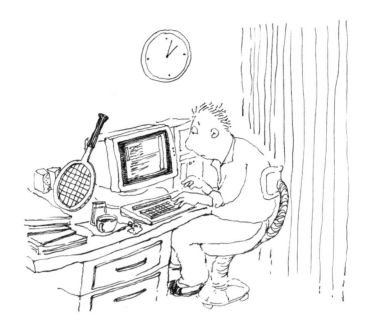

루 중 대부분의 시간을 책상에서 사무를 보거나 컴퓨터 모니터 작업을 하는 사람들의 가슴과 목 뒷부분, 견갑골 사이 어정쩡한 부위에 통점이 생기게도 하고 지속시키기도 한다.

의자의 이런 결함은 따로 허리받침을 대거나 둥글게 만 타월을 허리에 받쳐줌으로써 교정할 수 있다. 자동차 내 의자의 교정은 특히 장거리를 운행할 때 매우 중요하다. 서서 작업할 때 작업대 또는 씽크대의 높이가 너무 낮거나 높으면 허리나 어깨에도 영향을 미쳐 통증을 유발한다.

또한 서 있을 때 습관적으로 구부정한 자세를 취하는 사람들은 몸 전체의 무게가 집중되는 발의 부위를 뒷꿈치가 아닌 발바닥 앞쪽이 되도록 이동시켜 키를 높인 듯한 자세로 서 있거나 걷는 것으로 교정시킨다.

자세불량으로 인한 통증을 해소하기 위해서는 자세불량이란 통증의 지속인자를 교정해주는 것 외에 수시로 긴장된 근육을 펴주는 스트레칭을 행하거나 자가 교정운동을 실시하며 한방 추나(推拿)치료 등을 통해 원래대로의 척주의 만곡이나 자세를 유지할 수 있도록 꾸준히 노력해야 한다.

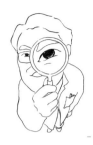

'통증유발점' 스트레칭 등으로 해소

전기치료기로 물리치료를 받을 때 적용되는 지점으로 모터 포인트 (motor point)가 있다. 이는 1857년 독일의 물리치료학자 폰 지엠센에 의해 운동신경이 근육으로 들어가는 입구와 일치한다고 해부학적으로 입증된 이래 최소의 전기자극으로 근육이 확연히 수축되는 점으로 알려져 있다.

언젠가 한 독자가 전화를 걸어와 근육치료와 관련하여 통증치료점인 통증유발점과 모터 포인트, 경혈과의 차이점이 무엇인가에 대해 궁금해했다.

원리적으로 모터 포인트는 근육의 중간 부위에 있지만 발통점은 근육의 어느 부분에서나 나타날 수 있으며, 경혈은 근육과 상관없이 주위 조직에 의하거나 등분에 의하여 고정된 위치가 파악되는 점이라는 점에서 확연히 다르다.

또한 모터 포인트는 신경계통과 관계가 있지만 발통점은 근막에 발생된 것으로 경락상에 있는 경혈과도 확연히 구별된다. 다시 말해 모터 포인트는 통증유발점처럼 병리적인 현상이 아닌 한 근육 전체의 신경지배나 전기적 전도성과 관련이 있으며, 경혈은 통증유발점이 생리적인 작용은 없음에 비해 경혈 자체로 전신적인 생리 및 병리현상에 관여하며 치료와 진단점으로도 활용되고 있다.

치료에 대한 차이는 더욱 커서 한의학에서의 경혈은 치료효과가 혈이 위치한 부위뿐만 아니라 내부 장기병을 포함한 전신질환에 응용된다. 특히 팔꿈치와 무릎관절 이하에 위치한 특정혈은 국소질환보다 전신질환에 응용된다.

이에 비해 모터 포인트는 단순히 근육의 신경지배를 응용한 치료점으로 전기자극에 의해 위치를 파악할 수 있으며, 통증유발점은 근막에 생기는 병리적인 통증을 스트레칭, 압박, 분무, 주사 등에 의해 발통점 자체를 파괴시킴으로써 통증이 제거된다는 점에서 다르다.

굳이 연결하자면 통증유발점의 임상적 특징이 눌러서 아픈 곳이라는 면에서 경혈 중 아시혈(阿是穴)이 가장 비슷한 개념으로 볼 수는 있겠다. 그러나 많은 연구자들이 경혈과 통증유발점 및 모터 포인트가 위치상의 단순 비교로 70~80% 이상 일치한다고 밝히고는 있지만 출발부터 다른 개념의 점들이라고 할 수 있다.

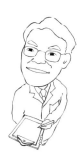

물리치료로
경근자극 인체균형 조절

한방물리요법은 인체 구성성분인 영위기혈(營衛氣血)의 순행로인 경락(經絡)과 내부장기의 반응점인 경혈(經穴), 그리고 관절을 연결하여 전신의 구부리고 펴는 모든 동작을 주관하는 경근(經筋)에 자극을 주어 생리적인 내부장기 및 전신적인 인체의 균형조절, 기능향상에 그 주안점을 두고 있다. 이때 활용하는 이학적인 자극인자는 수기(手技), 부항, 수(水)치료, 도인(導引), 식양(食養) 등의 자연적인 인자뿐만 아니라 전기, 전자, 자기, 광선 등의 인공적인 인자도 이용하여 임상효과를 얻고 있다.

이학적 자극인자 중 전기를 이용한 치료는 전기의 음극과 양극에서 파장되는 정전효과, 열효과, 자장효과를 현대적인 기구를 통해 통경락요법, 온경락요법, 정경락요법으로 응용하여 스포츠 손상의 근골격계 질환뿐만 아니라 내과 질환, 각종 사고로 인한 후유증의 치료에 적용되어 한방치료영역을 더욱 확장하였다.

한방물리치료를 시행하기 위해서는 우선적으로 경락의 한열허실(寒

熱虛實)을 구분하여 치료원칙을 정해야 하는데 허(虛)증과 한(寒)증이 병행되어 국소 및 전신에 질병이 나타날 때는 핫팩, 적외선, 레이저 등의 기기를 이용하여 경락을 따뜻하게 해주는 온경락(溫經絡)요법을 중심으로 하고, 기의 흐름이 막히고 혈이 응체되어 발생하는 국소의 열증상은 저주파, 간섭파, 부항 등을 활용한 통경락(通經絡)요법으로 울체된 경락을 소통시키는 것을 주안점으로 한다.

또한 기혈이나 전신 경락의 균형이 맞지 않았을 경우에는 종합가시광선이나 헬스 이온 만능기 등으로 전신 경락을 동시에 자극하여 조절하는 정경락(整經絡)요법을 적용시킨다.

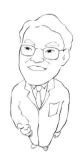

턱부위 통증
온습포로 찜질을

가장 아프고 급성적인 활동성 통증 유발통점이 가장 많이 발생하는 부위는 목 뒤의 승모근, 사각근이나 허리의 요방형근, 둔근 및 하지의 비복근, 전경골근 등 주로 자세를 유지하는 근육에서 많이 생긴다. 스트레스나 긴장 상태에서 사무를 보거나 컴퓨터 모니터를 오래 쳐다보거나, 또는 가벼운 물건을 든다든지, 움직이는 방향을 바꾼다든지 하는 급작스런 동작에 의해 발생한다.

이와 아울러 턱의 저작근에도 유발통점이 많이 발생하게 되는데, 호두나 얼음, 사탕과 같이 딱딱한 음식물을 깨물거나, 껌이나 오징어와 같은 음식을 오래 씹고 난 후, 또는 크게 하품을 하거나, 치과 치료와 같이 장시간 입을 벌린 상태를 유지하고 난 후 갑작스럽게 턱이 아픈 경우이다.

이는 물론 아래위 턱이 서로 맞지 않는 부정교합이 있거나 그 원인이 되는 하지길이 차이나 골반크기 차이를 교정해야 하며, 머리를 앞으로 내밀고 다니거나 일을 하는 나쁜 습관을 우선 고쳐야 한다. 또 평소 잘 때 이를 갈거나 이를 꽉 다무는 동작을 피해야 하며, 연필이나 손톱을 씹는 습관도 고쳐야 한다. 여기에는 정신적인 긴장이나 스트레스, 불안과 우울도 한몫을 하게 되며 심한 피로를 호소한다.

환자는 통증과 더불어 씹는 것은 물론 입을 벌리기조차 힘들게 되고, 아픈 쪽의 귓속이 꽉 찬 듯하거나 귀에서 소리가 나게 되며, 아픈 곳을 누르면 눈썹, 턱 앞쪽으로 뿐만 아니라 어금니 상·하로 통증을 호소하게 된다. 두 번째에서 네 번째 손가락까지 손가락을 세워 입으로 넣을 때 세 개의 손가락이 모두 들어가지 못하게 된다. 침치료는 아랫니와 윗니 사이에 물건을 끼워넣어 이 자세를 유도한 뒤 뺨 쪽에서 구강 내로 비스듬히 자침하게 된다.

가정에서는 5분간 온습포로 찜질한 후 천천히 입을 벌려주는 자가신전운동을 실시하고 입으로 숨쉬는 것을 피하고 코로 호흡하며 스카프 등으로 머리나 턱을 감싸주어 따뜻하게 한다. 동시에 비타민 B 복합체 또는 엽산과 같은 영양소 결핍을 보충하여 통증의 지속인자가 되는 중추신경계의 과민성을 제거해준다.

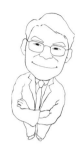

목이 돌아가지 않는다(?)

정신적으로나 육체적으로 경직된 결과 나타나는 흔한 스트레스성 근육 질환 중 하나가 '사경(斜頸, wry neck)'이다.

언젠가 외국에서 열리는 국제경기대회에 참가한 한 임원이 현지에 도착한 지 3일째 자고난 후 아침에 갑자기 목이 돌아가지 않으면서 상부 흉추, 어깨, 목, 귀, 후두골을 가로지르는 날카로운 통증과 격심한 두통을 호소하였으며 연습운동시 어지럽기까지 하다고 걱정이 대단하였다. 즉시 승모근, 견갑거근, 사각근 등에 대한 스프레이와 스트레칭을 실시하고 경항부에 있는 유발통점과 경혈을 위주로 자침한 다음 연부조직 마사지와 테이핑을 실시하였다. 동시에 활동량을 줄일 것을 권하고 증상을 악화시킬 수 있는 뛰거나 갑작스런 목동작의 회전을 제한토록 하였다.

이 임원처럼 자주 목이 돌아가지 않는 사람들의 전형적인 특징은 마치 쌍안경으로 새를 관찰하는 것처럼 턱을 앞으로 내밀고 어깨를 둥글게 하여 상부 경추가 앞쪽으로 구부러진 전형적인 나쁜 자세인 '경추 자세'를 취하고 있다는 것이다. 적극적인 초기 치료를 반복함으로써 환부의 급성적인 통증은 감소될 수 있지만, 지속적인 자세이상 때문에 완전히 증상이 감소되질 않는다. 어깨가 축 늘어지고 흉추부위가 뒤쪽으로 구부러지면서 후두부 근육들 뿐만 아니라 대흉근이 긴장되고 하부 경추, 상부 흉추 및 어깨의 운동범위가 줄어들게 된다.

따라서 이런 경우 등을 곧게 펴고 목을 곧추세워 경추의 신전을 완화시키고 턱을 안으로 잡아당기는 운동을 통한 자세의 교정이 필요하다. 또한 아픈 사람 자신도 경항부에 대한 짧은 시간(10초) 스트레칭을 반복하면서 목의 동작에 대해 반대로 힘을 가하는 자가저항 근력운동이나 턱을 당긴 상태로 머리를 침대에서 약간 드는 방법을 통해 경추 굴곡근의 근력을 강화시켜 나가야 한다.

이와 함께 목과 견갑부에 테이프를 사용하는 방법도 바른 자세 유지에 좋으며 연부조직 수기법은 경항부 근육의 긴장이나 경직 및 단축을 해소할 수 있다.

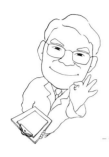

'골프 근육통'엔 전신 스트레칭

지금은 미국 여자프로골프(LPGA)에서 우승도 하고 각종 대회에서 좋은 성적을 내고 있는 장정이 미국 진출 전 1998년 방콕 아시안게임에 참가했을 때 연습경기를 할 때부터 등이 아파 팀닥터였던 필자에게 치료를 받은 적이 있다. 몇 년 전만 해도 골프 선수들에 대한 치료 경험이 적었고 지금처럼 골프가 대중적인 인기를 얻기 전이라 별 관심도 없었으나 박세리, 김미현, 박지은 등이 한 차례 이상 어깨나 등의 근육통으로 경기를 마치지 못한 것이 보도되기도 하면서 자주 발생할 수 있는 근육통에 대해 골프 선수들에게 말할 기회가 생겼다.

장정의 경우 등 전체에 부채꼴 모양으로 펼쳐져 있는 가장 넓은 근육인 광배근의 위쪽에 통증유발점이 생겼었다. 흔히 등뼈라고 하는 견갑골 아래쪽 각이 진 곳 안쪽의 통증을 호소하여 해당 부위에 온습포, 전침, 부항(사혈요법)으로 치료하였다. 그 후에도 견갑골 사이의 능형근, 견갑골 중앙 아래쪽 부위의 극하근 등으로 통증이 옮겨다닌다고 호소하여 치료와 함께 테니스 공을 아픈 부위에 대고 몸으로 1~2분 동안 누르게 하고 난 후 뜨거운 물 샤워와 함께 스트레칭을 실시하도록 하였다.

골프를 자주 즐기는 아마추어들도 그러하지만 투어에 참가하는 선수들 또한 시즌 중에 항상 좋은 컨디션을 유지하기가 쉽지 않다. 중요한 경기일수록 잠을 설치기 쉽고, 심리적인 부담감으로 마음은 물론 몸의 긴장 또한 증가하게 마련이다. 따라서 스윙 동작을 하기 전에 근육을 완전히 펴서 관절의 가동범위가 최대한으로 될 수 있도록 하기 위한 전신 스트레칭을 적극적이고 정성스럽게 해주어야 갑작스러운 근육의 긴장이나 수축을 방지할 수 있다.

골프는 다른 운동과 달리 힘을 잔뜩 주는 근력운동이 아니며 오히려 같은 자세와 동작을 지속적으로 반복해야 하므로 근지구력이 좋아야 하는 운동이다. 조사연구의 결과도 그러하지만 대부분의 골프 상해는 과신전되는 스윙 동작과 적절하지 못한 장비 및 과사용 증후군에 관계되어 있다. 따라서 등쪽의 배근력이 약한 골프 선수는 장기간 경기를 해야 하는 시즌에 어깨나 등의 염좌나 좌상을 당연히 유발할 수 밖에 없게 된다.

이런 선수들은 시즌 전이나 시즌 후에 체력요소를 점검하여 미리 몸을 만드는 컨디셔닝 프로그램을 실시함은 물론 시즌 중에 실시할 프로그램 또한 준비하여야 부상을 예방할 수 있다.

컨디션을 조절해야 하는 것은 골프 시즌 전의 아마추어 골퍼들도 마찬가지이다.

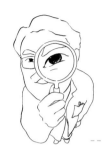

그린에서 다치면 'RICE 구급법'

박세리나 김미현, 박지은 같은 유명 골프 선수가 한결같이 침이나 부항과 같은 한방치료를 좋아하는 이유는 대부분의 골프 상해가 손목이나 허리, 어깨 등에 발생하는 좌상이나 염좌로 인한 것으로 간단한 치료로도 만족할 만한 효과를 얻을 수 있기 때문이다. 사실 그러한 배경에는 골프 상해는 대부분 급성적으로 발생하며 다른 종목에 비해 비교적 가벼운 상해로 판단되어 지속적인 치료나 주의를 기울이지 않을 뿐만 아니라 특히 프로 선수들의 경우 연속적인 경기 참가로 통증의 원인이 되는 문제점을 교정할 시간적 여유가 없다는 이유도 작용한다.

그러나 바로 그러한 이유 때문에 오히려 치료를 어렵게 하고 같은 부위의 상해를 계속 재발하게 하여 결국 고질적인 만성적 증후군으로 만들게 된다. 골프 상해도 다른 종목처럼 스포츠닥터나 물리치료사, 팀트레이너 등의 전문치료자들에 의해 의료시설에서 여러 가지 치료기구를 이용한 적극적인 치료가 요구된다.

뿐만 아니라 필드에서도 급성적인 상해가 발생하였을 때 다른 종목과 마찬가지로 일단 관절의 동작제한과 함께 휴식을 취하면서(Rest), 통증과 부종을 감소시키기 위하여 얼음을 손상 부위에 대주고(Ice), 부종 방지와 손상 부위를 지지해주기 위해 탄력붕대 등으로 압박시켜주며(Compression), 빠른 부종 제거와 손상 부위의 회복을 위해 다리를 높여주는(Elevation) 등 소위 RICE 구급법을 실시해야 한다. 그런 다음 손상 정도에 따라 일정 시간 후 따뜻한 찜질을 하면서 물리치료, 주사, 약물 등 적절한 치료를 받아야 한다.

스스로 적게 하는 자기 기입식 면담방법에 의한 설문조사에 따르면 골프 선수들이 손상 후 가장 많이 받는 치료는 물리치료였고, 다음으로 침, 뜸, 부항, 추나 등의 한방치료였으며, 찜질, 약물, 깁스, 수술 등의 순이었다. 그러나 치료를 않고 쉬기만 한다거나 급성 손상 당시 실시하는 찜질의 내용이 얼음이 아닌 핫팩이었다거나 또는 감기로 인한 기침, 가래 치료약을 먹고 하루 종일 졸리거나 무기력했다는 응답도 있어 선수들도 상해 치료에 관한 일반적인 상식이 필요하다고 본다.

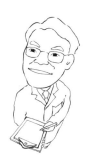

골프 칠 때
'신체 왼쪽'에 무리

처음 골프를 시작하는 사람들의 골프 상해는 머리부터 발끝까지 그야 말로 다양하다. 골프와 관련한 상해만을 전문적으로 조사한 연구결과에 따르면 골프 상해 중 가장 많은 비율을 차지하고 있는 것이 왼쪽 손목과 허리이며, 각각 24%로 상해의 절반 정도를 차지하고 있는 것으로 나타 났다. 그 다음이 왼쪽 손, 왼쪽 어깨, 왼쪽 무릎, 왼쪽 팔꿈치, 왼쪽 엄지 등 클럽을 쥐고 볼을 치는 자세를 리드하는 것과 관련된 신체 왼쪽 관절 의 손상이 손목을 제외하고도 28%나 되었다.

이런 상해의 원인은 대부분 반복되는 실제 스윙 동작(69%)에 의한 것 이지만, 소위 '뒤땅'을 치는 초보자들처럼 스윙시 볼보다는 다른 물체에 닿음(21%)으로써 발생하는 상해의 비율도 꽤 높은 것으로 보고되었다.

볼을 치기 위해 클럽을 머리 위로 들어 올리고(take away), 다시 내려 서 볼을 치고(impact) 난 후, 끝까지 채를 보내서 마무리하는(follow-through) 스윙 과정 가운데 볼을 치는 임팩트 순간이 다른 동작에 비해 골프 상해가 발생하는 비율이 가장 높다.

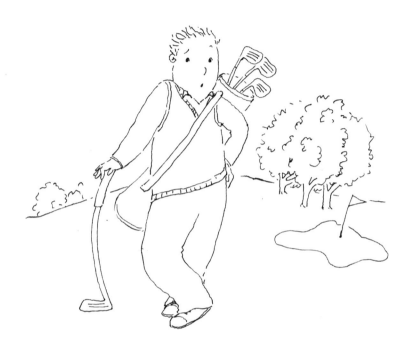

특히 클럽이 볼에 닿는 순간 오른쪽 손목은 손등쪽으로 굴곡되고 왼쪽 엄지는 과회전 상태에서 힘을 받게 되어 왼쪽 팔의 척골 신경, 근육, 팔꿈치가 긴장하게 되므로 임팩트시 왼쪽 손목, 손, 팔꿈치에 자주 상해가 발생하게 된다. 심한 경우 새끼손가락쪽 손목뼈인 유구골의 골절이 일어나거나 손목의 신경 통로에 수근관 증후군이 발생하기도 한다.

침, 뜸, 부항 등 한방치료 경험을 조사한 결과에서도 상지(上肢)의 어느 한 지점만 아픈 것이 아니라 대부분 손, 손목, 팔꿈치, 어깨 등 두 관절 이상에 좌상으로 인한 통증이 나타나 가장 많은 치료를 받은 것으로 보고되었다.

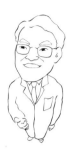

골퍼도
웨이트트레이닝 필요

예전에 우람한 체격의 보디빌딩 관계자들과 골프를 친 적이 있었다.

평소 골퍼들의 속설대로 웨이트 트레이닝 같은 중량운동을 하면 골프에 방해가 되지 않느냐고 물었더니 골프 선수도 웨이트 트레이닝을 해야 한다고 주장했다.

실제로 지난 30년 넘게 연구 보고된 자료들에 의하면 저항성 운동이 협동성과 균형감각을 실질적으로 증가시켜주는 것으로 밝혀져 있고, 완전한 관절의 가동범위(range of motion)를 가능하게 해줌으로써 유연성 또한 향상시킬 수 있다고 했다.

실제로 올림픽에 참가한 역도 선수들이 평균 이상의 유연성 점수를 보여주었고, 안톤 매티섹이나 헤르만 가너 같은 역도 선수들도 파워와 유연성 때문에 훌륭한 골퍼가 될 수 있었다.

골프는 스포츠다. 그것도 전신을 이용한 동작을 한다. 신체의 양쪽을 함께 사용하여 스윙을 하는 동안 유연성, 협동성, 평형, 근지구력, 근력, 근파워가 상호결합하여 만들어지는 수많은 복합 동작이 일어난다.

미국의 한 연구기관(Driving Obsession Learning Center)에서 조사한 바로는 미국프로골프(PGA) 선수들의 평균 스윙 시간(백스윙에서 시작하여 임팩트 순간까지)은 0.95~1.25초라고 한다. 불과 1초 정도의 순간에 어떤 근육이 활성화되고 효율적으로 쓰이는지를 알기란 어렵다.

뿐만 아니라 스윙 동작에 쓰이는 근육은 일반적으로 생각하는 것보다 매우 많으며 백스윙에서부터 마무리(follow-through)까지 서로 다른 근육군이 사용된다. 따라서 초보자들처럼 전 스윙 과정 동안 많은 근육을 긴장시킬 것이 아니라 꼭 필요한 순간에 꼭 알맞는 근육만 쓰기 위해서는 평소의 체력훈련을 통해 전신 근육의 조정력과 협동성을 만들어놓아야 한다.

근육의 기능과 관련하여 한의학의 장부(臟腑)이론상 운동시의 근육의 기혈 조절은 간(肝)에서 주관하지만 그것의 생성과 기능 발현에는 나머지 모든 장기의 조화와 협조가 필요하다. 전신 조절능력의 필요성을 역설하는 것은 골프나 한의학이나 매한가지다.

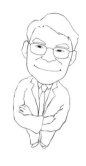

골프 늑골골절에
인삼·홍화씨 효과

40대 중반의 중소기업 사장인 필자의 친척 중 한 분은 그간 일에만 몰두하다가 최근 들어 사업상의 필요 때문에 골프를 시작하였다. 매사에 의욕적이신 그분은 골프 연습 또한 사업하듯 아침저녁으로 열심히 다녔다. 처음부터 허리가 아프다, 어깨가 아프다며 전화로 상담을 하다가 얼마 지나지 않아 옆구리가 아파 더 이상 연습하기가 힘들다고 호소하였다.

과도한 연습으로 인해 옆구리 쪽에 있는 톱니바퀴처럼 생긴 전거근이나 늑골간 근육에 생긴 좌상으로 생각되어 우선 얼음찜질을 하고 며칠 쉬면서 천천히 스트레칭을 실시할 것을 권하였다. 그러나 며칠이 지나도록 나아지기는커녕 통증은 점점 더 심해지고 오히려 숨쉬기조차 힘들다고 하여 통원치료를 하시도록 하였는데, X레이 검사결과 놀랍게도 늑골에 골절이 발생한 것이었다.

접촉성, 또는 충돌성 경기에서 발생할 수 있는 늑골골절이 비접촉성 경기인 골프에서도 발생할 수 있는 것은 임팩트 순간의 외반력에 의한 과도한 압박이 옆구리에 충격을 주거나 마무리(follow-through) 동작 때의 무리한 역 C자형 자세 만들기가 허리뿐만 아니라 늑골에도 부담을 주기 때문이다. 한 번의 충격에 의해서도 유발될 수 있지만 반복적으로 일정한 부위에 과도한 견인력이나 압박이 가해짐으로써 처음에는 별로 대수롭지 않아 보이던 증상이 연습을 지속함에 따라 점차 심해지게 되는 것이다.

이러한 늑골골절의 증상은 골절 부위의 찌르는 듯한 통증과 함께 종창이 나타나며 골절 위치가 아래쪽일 경우 복부쪽의 통증을 호소하게 된다. 숨을 깊게 들이마실 때 통증이 나타나며 통증으로 인해 기침이나 재채기하기가 힘들어진다.

치료는 코르셋 같은 늑골보호대나 복대를 착용하여 가슴을 단단히 싸매면 되고, 경과는 양호하여 약 3~4주가 지나면 통증이 완화되어 일상생활에는 지장이 없게 된다.

한의학에서는 빠른 골절유합을 위해 치료단계별로 여러 가지 처방을 하게 되며, 실험결과 인삼, 홍화씨, 자연동(自然銅) 등이 뼈의 복원기에 가골의 골화나 뼈의 재형성을 촉진시키는 것으로 나타났다.

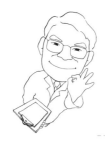

발목 바깥쪽을 잘 삐는 이유

발목관절은 홈이 나 있는 관절와(蝸)와 이에 알맞은 모가 나 있는 관절두 사이에 한쪽 방향으로만의 운동, 즉 펴고 굽히는 것만 가능한 일축성 관절이다. 따라서 우리가 실제로 발목과 연관시켜 움직인다고 생각하는 많은 동작들은 발목관절의 관절두를 이루는 거골의 아랫부분과 발 중간의 다른 관절에 의해 일어나는 것이다.

운동시 발목관절에 펴고 굽히는 동작 외에 안쪽이나 바깥쪽으로 접어지거나 동시에 발바닥쪽으로 펴진 상태에서 강한 힘이 가해졌을 때 염좌가 발생한다. 대부분 거친 땅의 돌출부위나 움푹 파인 곳에 발을 잘못 디더서 오는 운동장 상태에 의한 원인 외에도 장딴지 근육군이나 후대퇴부 근육군의 신전성이나 근력약화 또는 아킬레스건의 긴장으로 인해 발이 자연적으로 뒤틀려서 더 심한 염좌를 초래하기도 한다.

발목관절 염좌의 80% 이상은 발바닥이 몸의 정중면으로 향하게 되는 내번(內番)에 의한 염좌로서 선수가 똑바로 달리는 도중 혹은 급정지시에 발생한다. 이때 발이 갑자기 발바닥쪽으로 구부러지면서 내번되고 선수는 발목관절 전외측면에 예리한 통증을 느끼게 된다.

내번염좌가 흔한 또 다른 이유는 외복사뼈라고 불리는 족외과가 내복사뼈인 족내과보다 더 아래쪽으로 내려와 있고, 발목관절의 지붕이 되는 경골과 비골이 앞쪽으로 더 넓게 벌어진 터널모양으로 되어 있어 쉽게 발목이 발바닥쪽으로 구부러지거나 내번될 수 있기 때문이다.

더욱이 내측면은 짧고 횡으로 되어 있을 뿐만 아니라 5개의 인대가 2개의 층으로 배열된 강력한 삼각인대로 구성되어 있는 반면, 외측면은 3개의 인대가 그나마 직각으로 위치하고 있어 내측면보다 훨씬 약한 구조이다.

이에 따라 외측면에서 가장 앞쪽에 위치한 전거비인대는 내번염좌시 가장 많이 손상을 받게 되어 자주 발목관절의 염좌가 발생하는 선수들 가운데는 이 인대가 완전히 끊어져 족외과 전하방이 움푹 들어가 있는 경우도 볼 수 있다. 만약 좀더 심한 염좌일 경우라면 족외과의 바로 아래쪽에 있는 종비인대도 손상받게 된다.

소위 '발이 안쪽으로 꺾이면서 돌아간다' 고 하는 내번-회전성 염좌에서는 족외과의 뒤쪽에 있는 후거비인대뿐만 아니라 측부인대, 경비인대 나아가 골간막까지 관련되어 손상을 입을 수 있으며 심지어 비골의 골절까지도 발생할 수 있다. 물론 발바닥이 몸의 정중면을 향하는 순수한 내번염좌도 있을 수 있다. 예를 들면 농구에서 리바운드시 발의 측면으로만 착지하는 경우는 이에 해당하지만 이러한 경우는 드물다.

이상에서 살펴본 바와 같이 구조·역학적으로 발은 자연스런 상태에서도 쉽게 내번될 수 있지만 발바닥쪽으로 구부러지거나 회전이 일어나 게 되면 발목관절이 더욱 불안정해져서 더 큰 손상을 입게 되는 것이다.

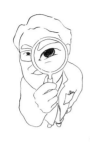

염좌 증상에 따른 치료법 구분

염좌는 증상, 치료법 및 예후 등이 손상부위와 정도에 따라 다르므로 잘 구분해서 치료해야 한다. 또한 골절 여부를 감별 진단하여 치료방침을 정하는 것이 매우 중요하다.

교과서적으로는 손상의 정도에 따라 인대가 약간 늘어난 가벼운 손상을 I형, 인대의 부분 파열 등 불완전 손상을 II형, 인대의 완전파열을 III형으로 분류하고 있다.

I형 염좌의 치료법은 즉시 차게 하여 피하출혈을 막고 부기를 예방하여야 한다. 부상 당일 밤에는 발을 올리고 얼음주머니로 관절 부위를 냉각시킨다. 같은 부위를 반복해서 다치지 않도록 테이핑, 압박붕대 등으로 관절을 고정시켜 인대를 보호한다.

손상 정도에 따라 2일이나 3일째부터 부항으로 부기를 뺀다. 보통 1주일 정도면 치료된다. 이 기간 동안 부드러운 마사지나 가벼운 운동을 해주는 것이 회복을 촉진시킨다. 테이핑하고 경기에 나갈 수도 있다.

II형 염좌의 치료는 가벼운 염좌와 같이 차게 함으로써 부기를 줄이는 것이 중요하며, 상해 정도에 따라 테이핑 또는 석고로 최소 2~3주간 고정시켜야 한다. 그러나 선수들의 관절은 절대 필요한 경우가 아니면 신중을 기하는 것이 좋다. 고정에 의해 근육위축과 관절강직이 발생, 재활을 지연시킬 뿐만 아니라 근육운동의 조정력 상실과 심리적 위축 가능성이 있기 때문이다. 따라서 고정을 하고 있는 상태에서라도 상해 부위의 등척성 운동이나 반대쪽 체지(體肢)로의 운동 및 심폐지구력을 위한 운동을 계속해야 한다.

고정을 푼 다음은 관절의 능동운동과 근육강화를 서서히 시행하고 악화된 관절 주위의 근력을 정상이 될 때까지 회복시킨다. 일단 찢어진 인대는 재형성이 되더라도 당분간은 약하므로 관절보호를 위한 테이핑을 해야 한다.

III형의 염좌는 최초에는 차게 하고 받침대를 대며 끊어진 인대가 빨리 붙도록 4~6주 석고고정해야 한다. 하지만 끊어진 인대가 연결되더라도 장력이 약해 관절을 보호하는 인대로서의 효과가 없다고 판단되면 수술에 의해 끊어진 인대를 연결하는 편이 결과가 좋다.

대부분 I, II형의 경우 침, 부항 등의 한방치료를 함께 시행하는 것이 효과가 좋으며, III형의 경우라면 수술이 필요하다.

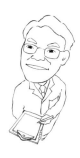

발목염좌 치료
간단치 않다

스포츠와 관련된 상해 가운데 가장 빈도가 높은 것이 족관절의 염좌이다. 바로 발목 바깥쪽과 안쪽의 인대가 갑작스럽게 늘어나서 통상 '삐었다' 라고 말하는 것이다.

발목염좌는 가장 흔하게 한방치료를 선택하고, 그리고 가장 많은 효과를 볼 수 있다.

선수들을 상대로 한 설문조사를 해봐도 가장 선호도가 높은 것이 한방치료이며 그런 응답자의 대부분은 침과 부항, 테이핑, 뜸 및 한약 등의 치료를 받아본 경험이 있고 대체로 치료효과에 만족하고 있는 것으로 나타났다. 이는 침술이 가지고 있는 놀라운 진통효과, 부항치료를 통한 비생리적인 체액의 제거와 혈액순환의 효과, 만성적인 상태에 대한 뜸의 효능, 그리고 적절한 한약 투여의 효과 때문으로 생각된다.

그러나 한방치료가 효과가 없었다거나 오히려 상태가 더욱 악화되었다는 일부 응답도 있었다.

이런 응답의 배경에는 발목부상 초기에 안정(Rest), 얼음(Ice), 압박

(Compression), 거상(Elevation) 등 응급처치법(RICE 구급법)의 적절한 조치를 취하지 않았거나 부상 기간이 경과함에 따라 효과적인 치료방법을 시의 적절하게 적용하지 못한 탓도 있다. 그러나 대부분 정확한 진단과 평가없이 '삐끗했다'는 환자의 말만 믿고 곧바로 치료에 들어가는 경우가 많은 것 또한 그 이유 중 하나이다.

왜냐하면 일반적으로 가장 부상 빈도가 높은 발목 바깥쪽 인대 염좌의 경우만 해도 주요하게는 5개 이상의 인대가 있고, 발목관절 자체가 3개 이상의 뼈가 만나서 이루어질 뿐만 아니라 5개 이상의 뼈가 주위를 둘러싸고 있는 복잡한 구조로 되어 있기 때문이다. 따라서 손상받은 인대부위를 파악하는 것도 필요하지만 발목관절을 이루고 있는 뼈가 탈구되었거나 골절이 일어난 것은 아닌지 또는 흔하지는 않지만 힘줄이 파열된 것인지에 대한 정확한 감별진단이 우선 실시되어야 한다.

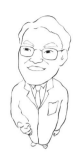

발목 삐었을 때
침치료법

침술은 한의학의 독특한 전신시스템인 경락(經絡)을 자극하여 치료하는 방법이다.

발목이 삐었을 때 실시하는 한방치료의 원리는 어혈로 인해 정체된 혈액의 흐름을 원활하게 하며 근육이나 관절의 긴장을 풀어 경맥의 순환이 잘 되게 하는 것 뿐만 아니라 국소 부위의 어혈을 제거하고 기혈을 잘 흐르게 함으로써 경락의 작용을 정상으로 회복시키는 데 있다.

여기서 침술치료의 주된 부위이며 대상이 되는 경락이란 인체내 기혈 순환의 통로이며 동시에 질병의 발생과 전달 경로가 되기도 한다. '경'은 아래위로 퍼진 큰 줄기이며, '락'은 옆으로 나 있는 경의 작은 가지로 전신에 퍼져 있다. 따라서 경락은 인체의 위아래와 안팎을 연결하여 오장육부의 내장기관과 피부, 근육, 뼈를 비롯한 사지와 오관을 연계하여 기혈을 소통시키는 생리적 작용을 나타내는 한의학의 독특한 이론에 의한 유기적인 전신시스템이다.

족관절 염좌시 경락에 자극을 주는 침술치료 방법은 다양한데, 우선 손상 초기에 다친 환측이 아닌 반대쪽 정상측의 상응부위를 찾아 침을 놓는 거자법(巨刺法)은 통증을 유발하는 나쁜 기운[邪氣]을 다른 경락으로 유도[引氣]시킴으로써 치료가 된다고 보고 있다. 이와 유사한 방법으로 아래쪽을 다쳤을 경우 위쪽에, 위쪽을 다쳤을 경우 아래쪽에 침을 놓는 원도자법(遠道刺法), 손상당한 부위의 경락을 파악하여 그 경락상에서 치료혈을 정하는 순경취혈법(順經取穴法)과 이때 환부에서 먼 곳을 취혈하는 원위취혈법(遠位取穴法) 등이 있다.

시간이 경과함에 따라 손상 부위를 나타내는 천응혈(天應穴)이나 아시혈(阿是穴)을 찾아 어혈을 제거해주면서[瀉血] 직접 자침하는 방법을 활용하게 되는데, 기혈(氣血)이 뭉쳐 있는 것을 풀어주어[解鬱] 경락 순환을 순조롭게 하여 치료한다. 필요에 따라 양쪽의 기혈을 조절하여 치료할 필요가 있다고 판단될 경우 양측의 경혈을 선택하여 자침하는 것이 회복을 빠르게 할 수도 있다.

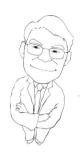

삐었을 때
통증 줄이는 뜸치료

골절도 동반되지 않고 초기 증상도 어느 정도 치료된 염좌가, 발생한 지 오래되어도 통증이 지속되면서 저리고 시린 자각 증상을 동반할 때 한의학에서는 뜸치료를 하게 된다.

뜸을 뜨는 뜸봉에 쓰는 재료는 쑥이다. 우리 나라 어디에서나 야생하는 이 쑥은 음력 5월 초순에 채취하는 것이 가장 좋으며, 햇빛에 잘 말려 누렇게 된 잎을 뜯어 여러 번 빻고 체로 쳐서 부드러운 솜과 같이 만든다. 이것을 뜸쑥이라고 하며 이때 쓰는 쑥은 여러 해 묵은 것일수록 좋다.

뜸요법의 종류는 직접구[明灸]와 간접구[間隔灸]로 구분하는데, 화상의 흔적 때문에 현재는 주로 간접구로 개발된 방법들을 많이 활용하고 있다.

직접구에는 뜸봉을 직접 경혈 위에 놓고 태우는 살뜸[艾炷灸]과 쑥과 여러 가지 약재를 종이에 말아서 만든 뜸대의 한쪽 끝에 불을 붙여 경혈 위 일정한 거리에서 태워 혈위가 벌겋게 되게 하거나 참새가 모이를 쪼아 먹는 식으로 가까이 댔다가 뗐다[雀啄法] 하는 뜸대뜸[艾卷灸]이 있다.

간접구는 뜸을 놓는 혈에 새앙, 마늘, 소금, 부자, 파두 등의 약물을 자르거나 황토를 동전처럼 만들어 경혈 위에 놓고 그 위에 뜸봉을 놓고 태우는 방법으로 놓는 약물에 따라 그 효능이 다르다. 그 외에도 햇볕[日光灸]이나 전기[電氣灸]를 이용하거나 금속으로 만든 통속에 쑥과 약물을 넣어 점화시키기도[溫筒灸] 하고 백개자, 한련초 등의 자극성이 있는 약물을 혈위 또는 환부에 붙여 뜸을 뜬 것처럼 발포시키는 방법[自灸]을 쓰기도 한다.

뜸을 한 개 태우는 것을 '한장'이라고 하는데, '장(壯)'은 장년의 사람을 표준으로 한다는 뜻이다. 따라서 노인이나 어린이는 크기나 갯수를 적게 한다.

발목관절의 뜸은 3~7장을 장당 1~3분 동안 침을 놓는 경혈 부위와 동일한 곳에 시술하게 된다. 이때 체질이나 당뇨 등의 질병에 유의하여 국소감각이 마비된 환자에게는 주의하여 시술해야 한다.

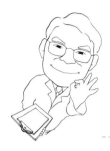

삐었을 때 효과적인
습각(濕角) 부항요법

삐었을 때(염좌) 받게 되는 한방치료법으로 가장 독특한 것은 아마 부항(附缸)요법일 것이다.

동서양을 막론하고 전 인류에 보급된 이 방법은 정확하게 언제 누구에 의해 시작되었는지는 알 수 없으나 서양에서는 히포크라테스나 셀수스 등의 저서에 나타나 있으며, 동양에서는 한의학의 고전인《황제내경》에 자락법(刺絡法)으로 소개되어 있다.

부항요법은 어혈을 빼주는 습각법(濕角法)과 피부표피에 붙인 도구 내의 공기 압력을 빼서 혈액이 몰리게[溢血反應] 하는 건각법(乾角法)으로 나뉘는데, 염좌치료에서는 습각법을 주로 사용한다. 현재와 같은 플라스틱 제재에 의한 편리한 부항기기가 나오기 전까지 우리 나라에서는 종지에 솜을 놓고 불을 붙여 환부에 자락을 한 후 거꾸로 종지를 붙여 종지 속의 솜이 연소함으로써 발생하는 음압을 이용하는 방법을 주로 사용하여 왔다.

그간 실시된 부항요법에 대한 현대 과학적인 연구에 의하면 부항요법은 체액의 산-염기 평형에 영향을 미치고 피부 아래에 생긴 반점[溢血斑]의 재흡수 과정에서 면역체 형성에 영향을 주어 면역력을 높이며, 피부면의 음압적 자극에 의해 부신피질계의 스테로이드 호르몬 생산에 영향을 미칠 뿐만 아니라 조혈계통에 자극을 주어 혈액 생성기능이 왕성해진다고 보고하고 있다.

염좌치료시 피를 내는 자락법에 의한 습각법의 활용은 동통 등의 지각이상을 완화시키고 말초에서의 혈액순환을 촉진시키며 염증에 대한 소염작용을 일으키는 것으로 나타나 임상에서 많이 활용되고 있다. 그러나 염좌뿐만 아니라 각종 통증 및 마비질환에 적용할 때 울혈이 충분히 된 다음이 좋으므로 염좌 후 24시간이 지난 후에 실시하는 것이 좋다. 처음부터 강한 자극을 주거나 많은 부위를 시행해서는 안 되며 압력은 30~40/cmHg부터 시작하여 서서히 높여 나가고 어혈은 하루 1회 $10ml$ 이하로 배출시켜야 한다.

출혈성 질환, 결핵, 빈혈, 전신쇠약 등이 있으면 습각법을 적용해선 안 되며 부작용으로 출혈과다나 어지러움, 구역질, 구토, 전신권태감 등이 나타날 수 있다. 다시 시술해야 하는 경우라도 며칠간 휴식을 취한 후 시행해야 하며 특히 매일하는 것은 금해야 한다.

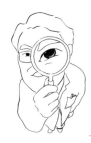

발목 삐었을 때
수기요법

가벼운 염좌이거나 중등도 이상이라도 발목상해 후 어느 정도 시간이 경과한 다음이라면 손으로 발목관절을 가볍게 만져줌으로써 관절의 유연성과 관절 가동범위를 넓혀주어야 한다. 손으로 환부를 만져주는 수기요법(manipulation)은 아마도 역사적으로 가장 오래된 치료법인데 동서양을 막론하고 거의 모든 나라에서 찾아볼 수있고 발생지역에 따라 명칭 또한 다양해 안마, 지압, 추나, 조체, 마사지, 카이로프랙틱, 오스테오파시 등 여러 가지로 표현하고 있으며 실제로 시술방법 및 효과도 조금씩 차이가 있다.

척추와 골반이 치료대상이 되는 까닭에 척추교정이라고도 불리는 카이로프랙틱(chiropractic)도 그리스어의 cheir에서 유래하여 손을 뜻하는 chiro와 시술을 뜻하는 praxis, praktikos에서 유래된 practice를 합친 말로 수기요법의 다른 표현인 셈이다.

현재 동양권에서의 수기요법은 추나와 지압이 가장 널리 시술되고 있다. 한의학의 수기요법의 대명사격인 추나(推拿)요법은 손가락, 손바닥,

팔꿈치 등을 이용하여 밀거나 흔들기, 당기고 늦추기, 누르기, 문지르기 등 17가지 이상의 기법을 사용하여 경락을 소통시키고 기혈순환을 원활하게 하여 진통을 완화하고 손상된 조직의 복구를 돕는다. 우리 나라에서는 지압이 마사지와 함께 혼용되고 있으나, 지압은 체간(體幹)에서 체지(體肢)로 가면서 경락상의 중요 경혈을 자극하며, 마사지는 근육과 인대, 힘줄, 근막 등의 연부조직(soft tissue)을 대상으로 심장쪽을 향하여 시술하고 있는 점에서 원리가 다르다.

발목관절 염좌시 활용되는 수기법인 이근요법(理筋療法)은 손상 후 2일이 경과한 다음 흡수를 촉진하기 위하여 장딴지나 발등 부위에 엄지손가락을 이용한[平推法] 가벼운 안마로 시작하고, 5일 이내에는 발목관절에 직접 강한 시술을 실시하는 것을 피한다. 부종이 가라앉고 난 후 침 놓는 위치와 동일한 환부의 경혈과 경근(經筋) 부위를 10분 정도 손가락이나 손바닥으로 증상과 발병기간에 따라 점점 강하게 위에서 아래로 직선으로 밀고 문질러 준다. 발목 재활운동을 실시하는 단계에서는 환부를 분당 120~160회 정도로 누르면서 돌리거나 발목 자체를 돌리듯 운동시킨다.

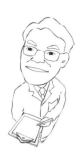

테이프를 이용한
첩대(貼帶)요법의 효능

일반적으로 발목관절에 염좌가 발생했다면 대부분 스포츠테이핑을 실시한다. 스포츠테이핑은 뛰어난 안정성과 관절보호 효과 때문에 지금까지 염좌의 주된 치료법 가운데 하나로 자리잡아 왔지만, 관절을 고정시켜 경기력에 지장을 주는 요소가 되기도 한다.

요즘 발목관절 염좌로 한의원에 가면 스포츠테이핑과 함께 첩대(貼帶)요법이라 하여 피부의 신축성과 유사하게 늘어나는 테이프를 이용한 여러 가지 치료를 시술한다.

이는 현재 도입 및 응용단계에 있지만 일본 테이핑요법의 응용이다. 테이핑요법은 일정한 규칙에 의해 테이프를 피부에 부착하여 그 자극을 이용하며 주로 근육에 작용함을 목표로 하지만 내부 조직과 기관에까지 영향을 미치는 치료법이다. 1970년대부터 일본의 카이로프랙터인 겐조, 침구사인 다나카, 정형외과 의사인 아리카와 등에 의해 시작되어 1990년대에 한국에 도입되었다.

스포츠테이핑과는 달리 이 요법은 시술 부위의 근육을 생리적으로 지속적이며 완만하게 수축상태를 만들어 근육의 과도한 긴장과 이완을 해소하고 동시에 림프액과 혈액의 순환을 촉진시킨다.

그러나 한의학적으로 접근해볼 때 이 치료법은 경락과 경혈에 대해 침과 유사하게 기의 흐름을 조절하는 작용을 갖는다. 특히 다나카에 의해 창안된 스파이랄 테이핑요법은 기(氣)의 흐름이 한쪽으로 편중되어 질병이 발생한다는 이론에서 출발하고 있다.

현재 옛날 한방치료의 일종인 첩대요법과 결합하여 임상에서 다양하게 시술하고 있으며, 독창적인 침점테이핑으로 응용·발전시키고 있다. 이 방법은 근골격계 질환에 응용되나 그 주안점은 오장육부의 내적 기능을 조절하는 데 있어 이론체계 자체가 한의학적이며 침의 단점인 시술시의 통증을 극복하는 데 도움이 된다. 이 요법은 침과 운동을 통한 치료의 적응증에 해당하거나 병합치료의 효과를 동시에 가져올 수 있다.

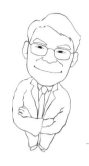

급성 요통의 한방치료

운동을 많이 하는 사람들이 스포츠 현장에서 허리가 아파 한방치료, 특히 침술치료로 즉시 효과를 보았다고 말하는 것은 대부분 급성 요통 또는 급성 요부염좌이다. 흔히 허리에 담(痰)이 들었다거나 허리가 삐었다고 말하는 좌섬(挫閃) 요통은 예를 들면 야구나 테니스, 골프 등 라켓 경기에서의 헛손질, 축구의 헛발질, 농구나 배구의 어정쩡한 착지 등 갑작스런 동작 변화나 힘의 균형 상실 혹은 운동 상황이 아니더라도 세수를 하거나 물건을 들어올리는 등 사소한 일상 활동에서의 엉성한 자세 등에서 발생하기 쉽다.

급성 요통을 한의학에서는 흔히 졸(卒)요통이라 하고 요통을 일반적으로 요척통(腰脊痛)이라 하지만, 등쪽(背部)까지 아픈 요배통(腰背痛), 꼬리뼈[尾底骨]에 걸쳐 일어나는 미고통(尾尻痛) 또는 요저통(腰底痛), 하지로 퍼지는 요퇴통(腰腿痛), 둔부에 머무르는 요추통(腰椎痛), 복통을 겸하는 요복통(腰腹痛), 늑골이 당기면서 아픈 요협통(腰脇痛) 등으로 분류하며, 절요(折腰), 절척(折脊), 척통요사절(脊痛腰似折) 등으로 심한 정도에 따라 나눈다. 이처럼 단순해 보이는 요통도 복잡하고 다양하다. 이러한 부위별, 정도별 요통에 내적인 원인[內傷]과 외적인 원인[外感]까지 합쳐지면 더욱 복잡해진다.

한의학적 치료를 위해서는 경락의 흐름에 따라[經絡流注型] 분류하는 방법을 주로 활용하는데, 대퇴 후부에서 하퇴 후부를 거쳐 새끼발가락 쪽으로 통증과 피부감각 변화가 있는 경우를 방광경(膀胱經)형, 대퇴 외후측부에서 하퇴 외측부를 지나 엄지발가락, 둘째발가락으로 통증과 피부감각 변화를 호소하는 담경(膽經)형, 방광경형과 담경형의 중간 부위인 중간형, 드물지만 하지의 내측부를 따라 증상이 나타나는 신경(腎經)형, 여러 가지가 함께 나타나는 혼합형 등으로 나누어 해당 경락상의 허리와 하지 주요 경혈을 치료한다.

한의학에서 통증의 발생 과정을 설명할 때 '기상통(氣傷痛)'이라 하여 모든 통증은 장부(臟腑), 경락, 기관, 조직의 순조로운 기의 흐름[氣機]이 교란(攪亂)을 받아서 일어나며 일반적인 정황하에서 외감이든 내상이든 경락 중의 기혈 운행의 소통이 원활하지 못한 것이 통증 발생의 주요 원인이 된다고 보고 이를 한마디로 '불통즉통(不通則痛)'이라 한다.

따라서 좌섬요통 혹은 졸요통을 호소할 때 한의사는 일차적인 진료로 급히 입술 위아래나 귀, 손끝, 발끝, 손등, 허리와 하지 뒤쪽 등에 침을 놓거나 약간 출혈을 시킨다든지 또는 한약추출액을 주사하거나 한방 연고류를 바른다든지 하여 막힌 경락을 우선 소통시켜주게 된다.

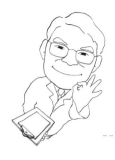

요통은 신기(腎氣)손상 정혈(精血)부족으로 발생

요통은 운동을 하는 일반인들이 호소하는 가장 흔한 증상 가운데 하나이다. 요통의 치료법은 많고 다양하지만 우선 치료에 앞서 허리를 아프게 하는 질병은 수없이 많으므로 가벼운 경우라도 증상이 개선되지 않는다면 반드시 전문의에 의한 정확한 진찰이 필요하다.

허리가 아파 한의원을 가 본 대부분의 환자들이 듣게 되는 한의학적인 요통의 원인은 신허(腎虛)이다. 이는 《동의보감》에 소개된 대표적인 10종 요통에 의한 분류방법에 따른 것이다.

간혹 어떤 사람들은 한의원 진료 후 다시 병원에 가서 콩팥기능과 관련된 검사를 받는 경우도 있는데, 한의학에서 말하는 신장은 해부학적인 콩팥을 포함한 허리의 바깥 부위를 나타내는 기질적일 뿐만 아니라 근력, 소변, 정력 등을 표현하는 기능적인 용어로 포괄적인 의미를 갖고 있다.

만성적인 요통의 흔한 원인이 되는 신허(腎虛) 요통은 신기(腎氣)를 손상하거나 정혈(精血)이 부족하여 발생하는 것으로 전신이 피로하면서 허리의 근력이 약하고 은은하게 아플 뿐만 아니라 다리와 무릎까지 시리고 아프다고 호소한다.

이 외에도 위치적인 병리적인 대사산물인 담음(痰飮)이 경락을 침범하여 발생하는 담음(痰飮)요통, 갑자기 술을 많이 마시거나 과식에 의해 발생하는 식적(食積)요통, 평상시 기름진 음식[膏梁厚味]을 많이 탐식하여 통증의 원인[濕熱陰虛]이 된 습열(濕熱)요통이 있으며, 외부 기운에 의한 것으로 바람에 의한 풍(風)요통, 찬 기운이 신경락[腎經]을 침입하여 발생하는 한(寒)요통, 차고 냉한 증상은 유사하지만 비나 이슬과 같은 습기가 한 곳에 오래 머물러 질병의 원인이 된 습(濕)요통이 있고, 좌절, 실패 등으로 상심하거나 분노, 불안, 초조 등의 심리적 불안정으로 나타나는 기(氣)요통 등이 있다.

일반적으로 운동을 하는 사람들에게 가장 많이 발생하는 급성요통의 원인으로는 무거운 것을 들거나 힘든 노동을 갑자기 하거나 해서 발생하는 좌섬(挫閃)요통이며, 좌섬요통이 오래되거나 넘어지거나 떨어져서 생긴 어혈(瘀血)로 인해 발생하는 어혈(瘀血)요통 또한 흔한 원인 중 하나다.

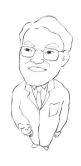

좌우근력 불균형도 요통 원인

늘 한쪽 방향으로 또는 한쪽 상지만을 이용하여 운동하는 사람들 가운데 척추가 휘어져 있고, 양쪽 어깨나 골반의 높이가 다르거나 심지어 팔과 다리의 길이에서 차이가 나는 경우가 있으며, 이 때문에 요통을 호소하게 된다.

이는 한쪽의 근육이 더 잘 발달하여 근력의 불균형이 발생됨으로써 요통이 생기기도 하지만 변형된 척추와 골반을 유지하기 위해 근육에 과도한 부하가 발생하는 것이 원인이 된다.

따라서 좌우 근력이 똑같지 않다고 판단된 사람이라면 평소 양쪽을 모두 써서 행해지는 웨이트 트레이닝을 열심히 하여 근육의 힘과 균형을 유지하거나 가끔씩은 평소 쓰지 않는 반대편 팔다리를 이용하여 운동을 해보는 것도 주된 팔다리 근육의 힘과 기능을 이해하는 데 도움이 된다. 일단 비정상적인 자세로 변형되어 요통이 발생했다면 자가적인 스트레칭이나 요통체조를 꾸준히 실시하거나 다른 사람에 의한 교정치료를 받아야 한다.

이때 활용할 수 있는 한의학에서의 치료법 가운데 하나가 추나(推拿) 요법이다. 추나요법이란 시술자의 손이나 신체의 다른 부분을 사용하거나 보조기구 등을 이용하여 인체의 특정부위인 경락계통, 즉 경피(經皮), 경근(經筋), 경혈(經穴), 경락(經絡), 손락(孫絡), 혈락(血絡) 등을 자극하거나 척추, 관절, 뼈 구조의 이상현상을 조작하여 정상위치로 교정해줌으로써 질병의 원인이 되는 요소들을 제거하여 인체가 근본적으로 가지고 있는 자연치유력을 회복시켜 질병을 치료·예방하는 방법을 총괄하는 것이라는 포괄적인 정의를 할 수 있다.

여러 가지 수기법을 통하여 근육, 뼈 및 관절의 손상과 변위를 직접적으로 교정하여 근골격계의 평형을 조정하여 인체의 기혈운행을 원활하게 해주어 운동성을 향상시키고 통증을 감소시켜서 질병을 치료하는 효과를 거두는 것이다.

앉아서 하지를 고정시킨 채 어깨를 좌우로 회전시키는 요법, 옆으로 누워 어깨와 골반을 반대로 틀어주는 사반법, 엎드리게 하여 두 다리를 들어주는 신반법, 서로 등을 맞대고 서서 발이 땅에서 떨어지게 들어주는 배법, 엎드리게 해서 그 위에 서서 일정부위를 밟아주는 채교법 등 추나의 여러 가지 수기법을 활용하여 척추의 변형을 교정할 수 있다.

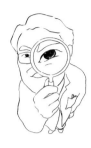

옛날 요통치료운동 '도인법(導引法)'

유연성을 증가시키고 근 긴장을 강화하고 허리의 근력을 향상시켜 운동 활동시에 필요한 구부리고 펴는 동작을 적절히 유지해주기 위해서는 허리에 대한 요통 운동이 반드시 필요하다. 이러한 운동은 부드럽고 천천히 반복적으로 또한 지속적으로 실시되어야 한다.

요통을 위한 일반적인 운동법은 요통 운동법과 도인법, 캘리에트, 골드웨이트, 엠브라스, 윌리엄, 맥켄지 등에 의해 고안된 스트레칭, 골반경사 운동, 복부 운동 등을 중심으로 한 허리, 복부, 하체의 근육강화 운동이 현재 소개되어 있다.

전문 운동선수라면 허리를 위한 재활에서 복부근력과 골반의 조절, 허리, 대퇴후측의 근육군, 아킬레스건의 유연성을 위한 강화운동을 우선 실시한 후 허리 근조직을 강화하는 재활 트레이닝을 실시해야 한다. 허리 강화를 위한 재활 트레이닝시에는 증상에 따른 단계별 프로그램을 점진적이고 지속적으로 수행한 후 주로 사이벡스(Cybex) 등의 근기능 검사기구로 측정하여 근력, 근파워, 근지구력 등이 요통 발생 전 90% 수준이 되기 전까지는 경기장에 복귀하는 일이 없도록 해야 한다.

한의학에서 운동치료 분야로서 요통치료에 활용할 수 있는 방법이 도인법(導引法)이다.

해부생리학적인 측면이나 치료적인 측면에서 보면 질병이나 손상으로 인한 신경 및 근육 혹은 관절계의 비정상적인 기능을 정상 또는 정상에 가까운 상태로 회복, 증진시키거나 보다 나은 상태를 유지하기 위해 활용되는 그 옛날의 신체 운동이라고 할 수 있다. 오금희, 역근경, 팔단금, 태극권 등의 동적인 기공법들이 여기에 속하며, 재활단계에서 컨디셔닝 조절프로그램으로 활용할 수 있는 여러 가지 공법이 있다.

허준 선생은 《득효방》이란 의서에서 인용하여 《동의보감》에 일반인들을 위한 요통의 도인법으로 "허리와 등이 아플 때 환자는 동쪽을 보고 두 손을 펴서 가슴을 안고 똑바로 앉아서 한 사람은 앞에서 두 무릎을 누르고 한 사람은 뒤에서 머리를 붙잡고 천천히 당겨 머리를 땅에 닿게 뉘었다가 일으킨다. 이렇게 매일 세 번하면 낫는다"고 소개하고 있다. 세 번에 낫기는 힘들겠지만 좋은 협동체조법이다.

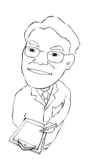

운동은 요통에
효과가 있는가?

　내 자신의 이름으로 진료시간이 정해져서 입구에 명패를 걸고 환자를 만나기 시작한 후 요통치료를 위해 내원한 환자들에게 운동을 권하면서 느꼈던 의문은 과연 운동이 요통에 효과가 있느냐는 것이었다. 요통에 관한 수많은 교재와 여러 가지 운동치료법에 관한 참고서적을 읽고 진료실에서 실제 환자를 대할 때마다 상당히 곤혹스러웠다. 더우기 실제로 환자들에게 교재에 나오는 대로 운동을 권해보면 나아지기보다 오히려 악화되는 경우가 적지 않았다. 여러 번 치료에 실패하는 환자의 숫자가 늘어날수록 운동을 권하기가 조심스러웠고, 마침내 확신이 서지 않는 경우에는 운동치료에 대한 얘기를 꺼내지 않게 되었다.

　그러나 통증이 사라져가는 환자들에게 언제나 안정만하라든지 따뜻하게 하라고만 할 수는 없는 일이고, 더욱이 운동이 좋은 줄 알면서도 가만히 있으라고 할 수는 없는 노릇이었다.

　그러던 어느 날 아내가 물건을 들다가 삐끗하여 허리가 아프다고 호소하였다. 명색이 남편이 요통전문이니 당연히 치료해줄 것이라 믿는

눈치였고 나 역시 기대에 부응하기 위해 치료에 열심이어서 심한 통증은 가라앉았으나, 조금만 많이 움직였다 싶으면 다시 아프다고 하였다. 나의 진단 결과로는 평소 운동이 부족한 아내의 허리 요방형근의 근력이 약화된 데다 갑작스런 동작으로 인해 근육에 경결점이 생긴 것으로 2~3일 안정하면서 침치료를 한 후 통증이 줄자 곧 허리 운동을 실시할 것을 지시했다.

그러나 허리가 아파서 운동을 하려고 시도해본 사람이라면 아픈 허리로 운동을 시행하는 것이 얼마나 힘들고 어줍잖은 일인지 이미 알고 있을 것이다. 더 아프기만 하다는 아내의 짜증섞인 목소리를 들어가면서 그때 내가 터득한 것은 허리 운동은 허리를 구성하고 있는 다양한 근육이나 뼈의 상태를 잘 파악하여 아주 섬세하고 조심스럽게 시작하지 않으면 안 된다는 것이었다. 그 후부터 요통이 있는 환자가 와서 허리에 관한 운동을 시킬 때마다 가장 평범한 진리, "천천히 하세요"라고 몇 번이고 반복해서 이야기해 준다.

사실 요통을 위한 운동처방은 그 기준이 모호하고 경험적이며 과학적인 근거가 미흡하여 아직도 많은 논란이 있다. 하지만 요통치료 초기의 적절한 침치료, 약물치료 및 물리치료를 통하여 급성 통증만 완화되면 가능한 한 빨리 반드시 적합한 허리 운동을 치료의 하나로 병행해 나가야 한다. 급성기에 너무 장기간 침상안정을 취하게 되면 신체 컨디션이 나빠지고 근력이 약화되며 관절이 뻣뻣해지고 굽혔다폈다 하기가 불편해져서 치료가 지연되는 주원인이 된다. 따라서 유연성과 근력을 유지시키고 신체 컨디션이 나빠지는 것을 방지하기 위해 조기에 적합한 운동과 활동을 점차적으로 증가시켜야 한다. 다시 말하면 급성기 이후의 만성 통증의 치료와 그 재발을 방지하기 위해 운동을 해야 한다는 것이다.

요통의 원인이 무엇이든지 간에 모든 요통 환자들은 근력이 감퇴되고 지구력이 감소되며, 유연성이 없어지면서 허리와 하지의 관절운동 범위의 제한을 나타낸다.

요통의 운동치료의 종류는 급성기냐 만성기냐에 따라 달라지며, 요통의 원인이 무엇인가에 따라서도 다르다. 여러 운동치료의 예에서도 알수 있듯이 뼈나 근육에 대한 정확한 진단에 따라 운동의 종류를 선정해야 요통이 악화되지 않고 치료 효과가 나타난다.

대개 요통의 급성기에는 휴식과 안정도 중요하지만 통증의 완화를 목표로 신전운동(스트레칭) 위주의 간단한 운동법과 자세교정을 통증의 범위 내에서 시행해야 하며, 만성기에는 보다 적극적이고 능동적인 운동법을 택하여 통증의 치료뿐 아니라 재발의 예방을 목적으로 해야 한다.

급성 요통시기에 통증을 유발하지 않으면서 가장 조기에 시행할 수있는 운동인 골반경사운동은 여러 자세에서 시행할 수도 있으나 누운 자세에서 시행하는 것이 가장 효과적으로 무릎을 굽히고 허리는 반드시 바닥에 닿게 한 상태로 천천히 골반을 들어올린 상태를 수초간 유지하는 것을 반복하는 운동이다. 그러나 만일 이 운동을 빠르게 반복한다면 요통이 오히려 증가된다.

몸통을 이루는 다양한 근육들이 척추를 지지하고 안정을 유지하고 있으므로 근력이 약화되면 요천추부에 손상이 초래된다. 따라서 급성의 시기가 지나면 근력 강화운동을 실시하게 되는데, 대부분의 요통 환자의 근력이 약화되어 있지만 정상인에 비해 허리를 펴주는 신전근이 약화되어 있으므로 근력 강화운동은 몸통근육 중 특히 신전근의 강화운동에 초점을 맞추어야 한다.

이와 함께 복근을 강화시켜 주어야만 복강내 압력을 증가시켜 척추에 가해지는 압력을 어느정도 감소시킬 수 있어 허리를 굽혔다 펴는데 무리가 없게 된다. 흔히 복근을 강화시켜 요통을 치료한답시고 윗몸일으키기나 누워서 다리들기를 하는데 이것은 복근이 약한 경우 오히려 요통을 더욱 악화시키게 되므로 복근 강화운동으로는 적합하지 않다. 이들보다는 무릎을 굽히고 직각으로 앉은 자세에서 허리를 약간 편 후 몇 초간 정지하였다가 다시 원자세로 되돌아오는 방법으로 점차 펴는 정도를 증가시키며 10~15회 반복해주는 것이 효과적이다.

허리나 고관절을 이루고 있는 근육이나 관절낭이 뻣뻣해지면서 고관절이나 요천추부의 유연성이 감소하게 되고 이것이 골반의 운동성을 제한하면서 쉽게 허리 근육이 삐게 되어 요통이 발생하게 된다. 이와 같은 허리의 유연성 감소로 인한 요통을 방지해주기 위해 요가운동을 비롯한 많은 유연성 운동법이 있는데, 그 중 누운 자세에서 두 다리를 굽히고 대퇴부 양쪽을 잡아 허리를 둥글게 만든 후 최대로 굽혔을 때 몇 초간 정지하였다가 되돌아오는 운동방법이 흔히 적용되며, 이때 갑작스러운 동작

변화를 피하기 위해 한쪽 다리부터 차례로 내리는 것이 중요하다.

요통이 만성화되면 장시간 서 있거나 앉아 있는 등 지속적인 자세를 취하면 쉽게 피로가 유발되는데, 논란이 있기는 하나 일반적으로 복근과 신전근의 지구력이 모두 감소된 것에 의하며, 요통의 원인에 따라 어느 한쪽이 좀더 심한 지구력 감소를 나타낼 수 있다. 근지구력 증진운동은 복근, 신전근뿐만 아니라 하지근의 지구력 증진을 동시에 시행하여야 하며 이때 등속성 기구를 이용하면 효과적이다.

요통이 사라졌다 해도 장기간에 걸쳐 치료를 받은 사람이라면 보행이나 자전거타기 및 수영 등으로 전반적인 인체의 적응도와 컨디션을 조절을 위한 운동을 계속해야 재발에 대한 두려움을 없애주고 건강에 대한 자신감을 북돋을 수 있다.

그러나 이 경우 너무 힘든 운동은 삼가해야 하는데, 이를테면 주말에만 하는 스포츠 활동이나 서로 몸을 부딪히는 접촉성 경기나 점프가 심하거나 빠른 스피드를 요하는 운동은 허리에 위험을 초래할 수 있다. 또한 어떤 종목의 운동이라도 좋으나 운동을 시작하기 전후에 최소한 5분 내지 10분간 준비운동과 마무리운동을 실시해야만 운동 중에 허리의 충격과 통증을 충분히 예방할 수 있다.

허리가 아팠을 때 비로소 운동을 실시해보면 평소에 하지 않던 운동이라서 처음에는 약해진 허리주위 근육들이 근육통증을 일으킬 수도 있을 것이다. 그러나 이때 이 운동이 확실한 처방에 의한 것이라면 아프다고 그만두지 말고 근육이 보다 단단해질 때까지 계속해 보아야 한다. 하루 걸러 혹은 같은 효능을 가진 다른 운동 방법을 선택해서 하다가 아팠던 그 근육에 대한 운동을 다시 시작하는 것도 좋을 것이다. 그럼에도 불구하고 요통을 증가시키는 것이 있다면 억지로 시행하지 말고 빼버려도 좋다.

요통치료의 근본적인 해결책은 아무래도 허리 강화운동일 것이다. 이 운동을 행하면 예방도 가능할 뿐만 아니라 재발을 걱정하지 않아도 된다. 그러나 허리 운동을 행한다고 해서 수술이나 약을 복용하는 것처럼 당장에 효과가 나타나는 것은 아니다. 이 운동은 매일 20~30분씩, 적어도 2개월 내지 3개월은 계속해야 허리가 고쳐진다. 당장 효과가 없다고 해서 중단하지 말고 아침, 저녁으로 잠자리에서 하는 것을 습관화해야 한다. 나이가 들어 퇴행성 변화가 오면 허리가 저절로 아프지 않을까 걱정하는 사람들, 출산으로 체형이 변하고 배가 나와서 허리가 앞쪽으로 나오는 사람들, 운동량이 부족하여 하체가 가늘어지고 힘이 없는 사람들일수록 필히 평소에 운동에 투자하는 시간을 가져야 한다. 그러나 어쨌던 허리 강화운동은 급하지 않게 "천천히 해야 한다".

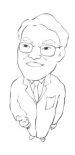

요통의 한방치료

　얼마 전 고등학교 동기회에서 오랜만에 동창녀석들을 만날 기회가 있었다. 늘 참석하는 친구들도 있었지만 하도 오랜만이라 얼굴조차 알아보기 힘든 친구도 있었다. 그러나 저녁도 먹고 반주도 하고 점차 분위기가 익숙해지면서 우리들은 어느덧 고등학교 학창시절로 되돌아가고 있었다. 동창회가 으레 그러하듯 평소 가까운 친구보다는 그간 보기 힘들었던 친구들과 얘기를 더 나누고 싶어서 학교 다닐 때는 꽤 친했던 한 친구와 반갑게 인사를 나누고 서로의 살아가는 근황을 물어보았다. 놀랍게도 그 친구는 필자가 지금 근무하는 대학병원과 별로 멀지않은 곳에 있는 준종합병원의 신경외과 과장으로 있었고, 더욱이 전공이 척추 쪽이었다. 같은 의료계라는 동질감도 있었지만 치료하는 분야가 비슷하여 자연스레 서로의 궁금증에 관한 많은 이야기를 나누었다. 되도록 서로의 자존심을 상하지 않게 조심하면서 각자 자기분야 치료의 장단점에 관해 의견을 피력해 나갔다.

　그 친구와의 대화 도중에 내가 느꼈던 것은 요통의 한방치료가 전혀 효과가 없다는 것은 아니지만, 한방에서의 요통치료시에 나타나는 부작용에 관해 강한 불만을 가지고 있다는 사실이었다. 그 중에서도 한의원에서 수술시기를 놓쳐 환자들의 시간과 경비만 더 부담시키는 결과를 가져온다는 것이었다. 심지어 듣기에 따라서는 한방치료로는 요통을 근본적으로 치료할 수 없다고 단언하고 싶어하는 논조였다.

물론 척추수술이 전공인 그 친구 입장에서 보자면 진료실에 오는 환자들이 대부분 어차피 수술을 받아야 하는 경우이므로 일면 수긍이 가지만, 진맥과 관찰, 수기검진으로 진찰하고 전혀 다른 진단과 치료의 방법을 가진 한의원을 첨단장비에 의해 정밀검사 후 수술을 결정하는 신경외과와 비교한다는 것은 애초부터 무리일 것이다.

뿐만 아니라 병원이나 대학에서 나오는 각종 임상연구에서는 요통의 예후가 비교적 양호한 것으로 보고 있고, 급성 요통환자의 약 80%는 어느 방법의 치료를 하더라도 8~10주 이내에 증상 치유가 되고, 추간판탈출증(디스크) 등에 의해 객관적으로도 신경학적 증상을 보이는 경우라 할지라도 대부분의 경우 일반 보존적인 치료에 의해 10~12주 이내에 치유가 가능하므로 단지 1~2%의 환자들만이 수술치료를 요한다고 보고하고 있다. 요통치료가 쉽지않다 하더라도 수술만이 요통치료의 완전한 해결책은 더더욱 아닌 것이다. 요컨대 문제는 누가 허리에 갑자기 발생한 통증의 상태를 먼저 정확히 파악하여 제대로 치료하고 지속적으로 관리해 주느냐가 관건인 것이다.

그 친구에게 시끄럽고 어수선한 분위기와 짧은 시간 때문에 많은 설명을 해줄 수 없어서 안타까웠지만, 한의학에서의 요통을 분류하는 방법이 서양의학에서 방사선 촬영사진에 의한 진단법과 다를 뿐만 아니라 치료방법에 있어서도 침과 한약 외에도 매우 다양하다는 것을 강조하고 싶었다.

우선 요통의 원인을 한의학에서는 크게 내인과 외인으로 나누고 있다. 여기에는 우사공노(憂思恐怒) 등 감정의 장애에 의하거나, 풍한습담(風寒濕痰) 등의 나쁜 기운[邪氣]이 침범하거나, 신허(腎虛) 등 장부의 이상에 의하거나, 갑작스런 기체(氣滯), 외상 등에 의한 좌섬(挫閃)이거나, 심한 노상(勞傷) 및 음식에 의한 식적(食積) 등의 여러 가지 원인으로 요통이 발생한다고 보고 있다.

그리고 요통의 분류에 있어서도 시기에 의한 졸(卒), 구(久) 등 급 · 만성 요통으로 구분하는 방법도 있고, 원인에 따라 외감(外感) 요통과 내상(內傷) 요통으로 크게 두 가지로 구별하고, 이를 다시 풍(風), 한(寒), 습(濕), 열(熱), 담(痰)의 외감과 신(腎), 비(脾), 간(肝), 어혈(瘀血) 등의 내상으로 세분하는 방법도 있다.

또 요통이 나타나는 부위를 순환하는 경락의 종류에 따라 나누는 방법도 있어서 대퇴 뒤쪽에서 넓적다리를 따라 새끼발가락 쪽으로 통증이나 피부의 지각변화가 있는 경우를 방광경형(膀胱經型), 대퇴 바깥쪽에서 정강이 옆을 거쳐 엄지나 둘째발가락 쪽으로 나타나는 것을 담경형(膽經型), 하지의 내측을 따라 나타나는 신경형(腎經型) 및 혼합형 등으로 구분하는 방법도 있다. 특히 허준 선생은 《동의보감》에서 요통을 원인에 따라 10종 요통으로 체계적으로 나누고 이것의 원인과 증상 및 치료법을 자세히 적고 있어 오늘날 한의학에서의 분류 및 치료방법의 귀감이 되고 있다. 한의사가 치료를 할 때에는 이러한 원인과 증상의 구분 방법에 따라 분류하여 거기에 맞는 치료법을 택하여 시술하는 것이다.

여러 가지 한방 치료 가운데 일반인들이 가장 많은 관심을 가지고 있으며 또한 가장 많이 치료받아 본 경험이 있는 것이 침과 뜸일 것이다.

이 침과 뜸은 경락이라는 한의학에서의 인체생리와 해부학적 이론에 의해 활용되는 치료방법이다. 한의학은 서양의학과 달리 인체를 순행하며 생명현상을 발현시키는 물질을 기(氣)와 혈(血)로 보았으며 그 순행 통로를 경락이라 불렀다. 그 중 큰줄기는 경(經), 이들을 연결하는 작은 모세혈관 같은 줄기를 락(絡)이라 한 것이다.

그런데 이 경락이론의 구조적·기능적 및 임상적인 증거가 현대의학적인 관점에서도 밝혀지고 있긴 하지만 아직도 경락의 형태가 불확실하거나 치료효과의 객관적 증명이 단편적일 뿐 체계적이지 못한 점이 있다. 따라서 한의학에서 인체를 관찰하는 방법과 전혀 다른 해부조직학을 중심으로 발달해온 현대 서양의학을 공부한 사람들의 입장에서 보면 과연 혈관계, 임파계, 신경계 등과 전혀 다른 몸안의 통로가 실재로 존재하는가에 대해 의문을 가질 수밖에 없어 임상적인 효능이 나타난다고 하더라도 침구요법을 전적으로 수용하기 힘들 것이다. 어쨌든 침구치료의 임상적 경험에 의해 발견된 경락이론은 인체 내 여러 장기의 평형이 이루어지지 않았을 때 경락에 위치한 특정 경혈에 침이나 뜸 등으로 자극하여 흥분 또는 억제시켜 평형을 이루게 하는 치료근거가 되고 있다.

한편 1979년 세계보건기구(WHO)는 침요법으로 치료가능한 질환명을 제시하였는데, 이를 구분하면 급성 감염과 염증, 자율신경계의 기능장애, 통증 및 중추와 말초신경계 질환 등이다. 최근 한방 임상연구의 결과에 의해 침이나 뜸 외에도 전기자극에 의한 전기침, 경혈에 한약을 직접 주사하는 수침(水鍼)요법, 적외선, 자외선 및 레이저를 이용한 광침(光鍼)요법 등이 활용되면서 새롭게 각광받고 있다.

한약에 의한 약물치료시의 치료원칙은 진통제를 쓰는 것이 아니라 외상과 내상을 막론하고 보신(補腎)이 우선되면서 표본완급(標本緩急)을 구별하여 급하고 겉으로 나타난 것을 위주로 치료목표를 정하여 처방한다. 무엇보다도 한약은 가벼운 소화기 장애 외에는 장기간의 복용에도 거의 부작용이 없고 안전하다는 장점을 가지고 있다.

부항요법은 관(罐)이나 배(杯)를 도구로 하여 경혈상의 피부에 음압을 작용시켜 비생리적인 담음과 어혈을 제거하여 체질을 정화하는 치료법으로 피부표면과 피부조직과의 분압차에 의해서 호흡의 혈액정화와 같은 원리로 가스교환을 시킴으로써 고대에는 주로 요부염좌나 타박 등 외상성 질환에만 이용하였으나 현재는 내과적 질환에까지 광범위하게 활용되고 있다.

요즘에 와서 요통치료에 더욱 많이 활용되고 있는 추나(推拿)는 그 용어의 생소함으로 인하여 아직 일반인들이 많은 인식을 하지 못하고 있는 상태이지만, 최근 한의학의 추나요법에 대한 관심이 날로 증대하고 있다. 추나를 단어적인 의미로 볼 때는 '밀고 당기는 다양한 기술로 형체(形體)를 바르게 하는 방법' 이라고 할 수 있다. '추' 가 의미하는 발산과 '나' 가 의미하는 응집개념, 즉 원심성의 '추' 와 구심성의 '나' 가 나타내는 물리학적 역학을 동원하여 한의학적 기초이론으로 분석한 임상적 치료기술로서 여러 가지 수기법을 통하여 환자를 시술하는 한의학의 외치법의 하나다.

이러한 추나요법이 내포하고 있는 의미는 시술자의 손과 지체의 다른 부분을 사용하거나 보조기구 등을 이용하여 인체의 피부, 근골격계에 자극을 줌으로써 질병을 치료하는 방법을 총괄하는 것이라고 할 수 있다. 피부, 근골격계에 대한 자극은 인체의 특정 부위인 경락계통을 자극하거나 척추, 관절, 골구조의 이상현상을 조작하여 정상위치로 교정해 줌으로써 질병의 원인이 되는 요소들을 제거하여 인체가 근본적으로 가지고 있는 자연치유력을 회복시켜 질병을 치료·예방하는 방법이라는 포괄적인 정의를 할 수 있다.

이상과 같은 여러 가지 치료방법들을 활용하여 요통의 한방치료에서도 좋은 치료결과를 나타내고 있는데, 필자가 근무하는 병원의 경우에는 임상증상과 치료효과의 개인차로 인하여 그 기준을 명확히 구분하기가 힘들긴 하지만 방사선 사진을 확인한 후 수술해야 할 환자라면 일찌감치 외과로 옮겨 수술을 받을 수 있도록 해주고 있다.

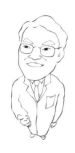

과훈련증후군과
(overtraining syndrome)
노권상(勞倦傷)

한의학의 가장 기본적인 원리를 이루고 있는 음양(陰陽)은 단순한 이분법이 아니라 자연과 우주 만물의 생성과 변화의 원리를 설명해주는 좋은 해석 방법이다. 고리타분하게 들리는 음이니 양이니 하는 것은 절대적인 대비가 아니라 상대적인 개념으로 그 뿌리는 하나이다.

갑자기 음양을 들고나온 이유는 한의학에서의 궁극적인 목표이자 건강의 척도를 음양의 평형에 두고 있기 때문이다. 즉 인체의 음적인 요소와 양적인 요소가 균형을 이루어 넘치지도[過] 모자라지도[不及] 않아 생리적인 중화를 이루고 있는 상태를 건강이라고 하며, 이런 사람을 음양화평지인(陰陽和平之人)이라고 한다.

운동에 있어서도 마찬가지로 운동이 아무리 몸에 좋다고 하여도 지나침은 부족함과 똑같이 몸에 해로운 것이다. 실제로 스포츠 손상의 원인으로 가장 많은 것은 신체조건이나 컨디션 이상으로 훈련을 지나치게 많이 하는 데 있다. 너무 심하고 격렬한 운동을 함으로써 질병이 발생한 상태를 과훈련 또는 과사용증후군(overtraining, overuse syndrome)이라고 한다.

지나친 운동과 과도한 훈련으로 체내에서 발현되는 가장 중요한 조기 경고증세는 가벼운 통증과 피로감이다. 이 경고증세는 적당한 휴식과 간단한 치료 또는 원인제거로 소멸될 수도 있으며, 초기상태에서는 오히려 초적응상태에 도달할 수 있다. 그러나 훈련과 휴식간의 불균형으로 인해 통증과 피로가 누적되면 스포츠 상해가 증가할 뿐만 아니라 운동능력이 떨어지고 경기력이 저하되는 결과를 가져온다.

한의학에서는 이를 노권상(勞倦傷)이라 하는데, 즉 '지나치게 많이 움직여(勞) 기혈이 소모[氣血耗]'되면 근골(筋骨)이 손상하고 질병을 일으킨다는 것이다. 지나친 운동은 피로의 축적을 가져올 것이며, 피로의 축적은 비기(脾氣)를 손상하여 기력이 감퇴하며 사지가 노곤하고 말하기 싫어지며 움직이면 숨이 차고 몸에 열감이 있어 조금만 움직여도 땀이 비오듯 할 뿐만 아니라 가슴이 답답하고 불안, 초조하기까지 하다.

따라서 노권상의 치료는 주로 손상된 비위(脾胃)를 보(補)하는 데 초점이 맞추어지며, 주된 증상에 따라 보중익기탕, 육군자탕 등의 보약을 쓰게 되지만 무엇보다 휴식을 통해 기혈을 원상으로 회복시킬 수 있도록 노력하는 것이 중요하다.

그러나 과훈련증후군이든 노권상이든 지나침은 부족함과 마찬가지로 병의 원인이 된다는 음양 조화의 이치를 일깨우는 좋은 예 가운데 하나다.

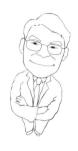

장시간 운동으로 인한 피로의 회복

한의학에서는 신체의 운동으로 유발된 피로를 대체로 간(肝)과 연관시켜 생각하는데, 이는 각 장기로 배속되는 유사한 기능을 한데 묶어 오장육부의 특징을 나열했을 때 간이 운동 발생기능을 가진 장기개념으로 파악되기 때문이다. 즉, 간은 대사활동을 통하여 에너지의 출입에 의해 인체의 근육 관절운동을 주관하는 기관이므로 그 특징은 기혈(氣血)의 조절작용과 운동에너지의 공급원이 된다는 것이다.

다량의 에너지 소모를 가져오는 과도한 운동은 한의학적 관점으로 볼 때 인체에 가해지는 과도한 내적·외적인 자극(stress)이 되므로 간의 생리기능에 부조화를 초래하게 되어 간이 기혈조절 기능을 잃게 될 뿐만 아니라 운동발생기능 또한 부진하게 되어 결국은 신체적인 피로현상이 일어나게 된다고 보고 있다. 따라서 간의 생리적인 대사활동이 온전하느냐 부진하느냐에 따라 근력이 강하고 피로를 잘 견뎌내느냐 또는 운동력이 떨어져 굴신조차 힘들어지게 되느냐가 결정되는 것이다.

이때 간은 근육에너지원이 되는 혈(血)을 저장하는 장소이고, 비(脾)

는 혈이 만들어지는 곳이므로 간기능의 부조화는 곧 비기능의 조절능력 감소로 나타나게 된다. 뿐만 아니라 반대로 비기능 이상 또한 간기능에 영향을 미치게 되므로 한쪽 장기에 이상이 발생하면 다른 장기에도 병증이 나타날 수 있다. 그래서 한의학에서는 운동피로는 물론 일반적인 피로현상에 대한 치료시에도 간기능의 조절과 함께 비위(脾胃)의 기능 향상을 우선적으로 고려하는 치료법[補脾胃, 升陽, 益氣]을 중요시 하고 있다.

운동 실제 상황에서도 대부분 필드에서 경기를 해야 하는 선수들이나 스포츠 동호인들이 장시간 격렬한 운동을 실시할 때 발생하는 과도한 땀, 탈수, 붉고 농축된 소변, 갈증의 증상이나 글루코스 등의 에너지원 고갈, 대사산물인 젖산의 축적, 전해질의 불균형으로 인해 발생하는 운동피로의 여러 가지 증상은 한의학적인 관점에서 볼 때 간비(肝脾)조절 기능 감소로 인해 나타나는 여러 가지 증상과 일치하므로 이 치료법이 우선적으로 적용되고 있다.

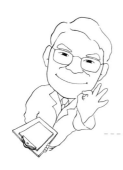

활액막염
(滑液膜炎, Synovitis)

일반적으로 뼈와 뼈 사이에 일정한 공간이 있어 자유로운 운동이 가능한 활막성 관절부위의 안쪽은 활액막으로 된 관절낭으로 싸여 있으며, 이 관절낭에 싸인 폐쇄된 공간인 관절강은 활액막에서 분비된 활액이 가득 차 있어 마찰을 방지해주는 구조를 이루고 있다.

활액막염이란 이러한 해부학적 구조의 관찰을 바탕으로 관절의 활액막이 외상이나 염증으로 자극을 받음으로써 혈구와 단백섬유를 함유하는 점액을 양산하게 되어 관절이 붓고 굽히거나 펴는 동작이 제한되는 증상을 나타내는 질환을 말한다.

그러나 한의학에서는 해부구조학적으로 세분하여 활액막이라는 용어로 설명하지 않고 관절을 체간부와 사지부를 연결하는 기혈(氣血)순행의 중요한 부위이면서 쉽게 외부의 나쁜 기운(外邪)이 침범할 수 있는 곳이라고 보고, 인체가 풍·한·습(風·寒·濕)의 사기[邪氣]에 침범되면 관절을 중심으로 통증과 종창 및 활동장애가 나타나므로 관절비증(關節痺症) 또는 심비(深痺)라는 증상명으로 분류하고 있다.

일반적인 활액막염의 임상증상은 관절운동의 제한이 있고 통증과 경련 및 파행증을 수반한다. 이를 발병원인에 따라 방사선 검사상 특이한 소견은 없으나 주로 슬개골의 외상 후에 잘 나타나는 외상성 활액막염, 20~40세 남자의 무릎관절에 나타나 고관절, 주관절, 족관절 순으로 발생되며 융모를 가진 결절을 특징적으로 형성하면서 서서히 진행하는 비교적 희귀한 색소융모결절성 활액막염, 잘 뛰어노는 4~10세 남자어린이에게 편측으로 나타나 파행적 걸음을 걷는 급성의 일과성 고관절활액막염 등으로 분류하고 있다.

한의학에서 관절비증의 병증을 진단할 때는 그 원인이 외상에 의한 것인지 아니면 풍·한·습에 의한 것인지를 감별하는 것이 선행되어야 하며 이러한 변증에 의해 치료에 임하게 된다.

관절비증의 변증은 증상과 혀의 관찰 및 맥상의 감별이 주가 되며, 외상 후 관절이 붓고 아프면서 부은 부위의 파동감이나 슬개골이 떠 있는 느낌을 주는 외상형, 사지관절이 뻣뻣하게 아프면서 파행성 걸음을 하고 오한이 나거나 미열이 있고 몸 전체가 아프기도 하는 풍한형, 사지가 아프면서 무겁게 느껴지고 활동이 불편하며 종창이 있는데 만지면 해면질을 만지는 듯한 느낌을 주는 습류형 등으로 나눌 수 있다.

한의학에서의 관절비증의 치료는 약물요법, 침구요법, 한방물리요법 등에 의해 이루어지는데, 약물요법은 어혈을 풀거나 종창된 것을 가라앉게 하여 통증을 없애주고 기혈이 소통되게 하는 약물을 위주로 하며, 침구요법은 통증 주위의 경혈과 피부 과민반응점을 찾아 침이나 뜸을 시술한다. 한방물리요법은 경혈 부위에 물리치료 기기를 이용한 이학요법을 적용하거나 해당 관절을 고정시킨 채 엄지손가락, 손바닥, 주먹 팔꿈치 등을 이용하여 경혈을 가볍게 밀거나 누르고 문지르기로부터 관절을 움직이면서 당기고 흔드는 등의 여러 가지 기법을 사용하는 수기요법을 시행하여 치료한다.

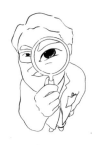

테니스 엘보

테니스 엘보(tennis elbow)는 테니스를 처음 배울 때 잘못된 스트로크 타법을 가진 초보자들에게서 흔히 발생한다. 즉 팔로 스루(follow through)를 끝까지 하지 않고 끊어 치는 잘못된 백핸드 타법은 외측 테니스 엘보를 유발하는 반면, 라켓을 세우지 않고 길게 늘어뜨려 치는 잘못된 포핸드 타법은 내측에 테니스 엘보(요즘은 '골프 엘보' 라고도 함)를 가져온다. 시합 때 상대방이 쉽게 받지 못하게 하기 위해 팔을 비틀면서 서브를 넣는 사람들은 관절의 내측 후면에 문제가 생길 수 있다.

이론적으로 시속 50km의 속도로 움직이는 테니스공을 치는 것은 25kg의 무게를 드는 것과 같다. 볼이 라켓에 맞을 때 발생하는 힘은 상지를 통해 체간에 그대로 전달되기 때문에 관절에 나쁜 영향을 주게 된다. 그러므로 큰 근육뿐만 아니라 어깨나 체간 전체를 사용함으로써 힘과 진동이 가능한 한 넓게 분산될 수 있도록 하는 것이 반드시 필요하다. 따라서 기초를 배울 때 바른 타법을 제대로 배우지 못한 사람들은 역시 비틀림이나 진동을 일으켜 조직에 손상을 주는 잘못된 스트로크로 계속

경기에 임하게 된다.

　연구 보고에 의하면 매일 테니스를 하는 사람들의 45%, 일주일에 한 번이나 두 번 테니스를 하는 사람들의 25%가 테니스 엘보로 인하여 고통을 받고 있다고 한다. 특히 테니스 엘보는 30세가 넘어서 테니스를 처음 배우기 시작한 사람들 또는 40세가 넘은 노장 선수나 동호인들에게 흔히 나타난다고 한다.

　테니스 엘보가 대부분 팔꿈치 바깥쪽에 있는 손가락과 손목을 펴는 근육이 시작되는 부위인 작은 뼈의 돌출부(해부학 용어로 '외측상과' 라고 함)에 발생하는 이유는 펴는 근육의 시작 부위 면적이 작아서 근육에서 발생하는 힘이 단위 면적당 높은 부하로 걸리게 되기 때문이다.

　그래서 테니스 엘보를 상완골 외측상과염 또는 상완요골 점액낭염이라고도 한다.

　요즘 압통 부위에 전기 자극을 주는 전기침이나 뜸을 함께 해주는 온침을 시술받는 교직원이 많아졌다. 날씨가 따뜻해져 코트에 나갈 기회가 많기 때문이겠지만 몸에 맞는 라켓은 물론 스트레칭이나 준비운동이 반드시 필요하다.

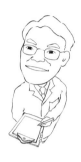

'비올라' 할머니와 신경통

모 방송국 라디오프로그램에 '신경통' 이란 주제로 출연할 기회가 있었다. 제법 긴 시간의 방송을 끝내고 나오면서 내내 어렸을 때 날씨를 정확하게 알아맞추어 동네사람들이 '비올라' 할머니라고 부르던 옆집 할머니가 생각났다. 몸이 찌부드드 하면 날씨가 흐리겠다든지, 관절이 쑤시고 아프면 비가 오겠다든지 하시던, 지금 생각하면 퇴행성 관절질환을 앓고 계셨을 그 할머니에게 재미삼아 내일의 날씨를 묻곤 했다.

흔히 신경통이란 단어를 많이 사용하고 있으나 그 내용은 의학적으로 엄밀한 의미에서의 신경통과 다른 경우가 많다. 대체로 손과 발이 저리거나 쑤시고 아프면 신경통이라고 부르고, 또 일단 신경통이라고 자가진단되면 생명과 관계없다고 안심하면서도 한편으로는 상당히 치료하기 어려운 것이라고 실망한다. 그리고 특별한 일이 없는 한 적절하게 치료받으려고 하지 않고, 때로는 민간요법적인 대책을 갖고 참고 견디려는 경향이 있는 것 같다.

신경통은 어린이나 젊은 사람보다는 중년기 이후 폐경기나 노년기의 환자들에게서 흔히 볼 수 있는 증상인데, 대부분 관절통이나 근육통, 방사통 등 동통을 의미하는 경우가 많다.

우리 인간의 몸에는 밖의 환경이나 안의 질병으로부터 우리 생명에 해를 끼치려는 것을 조기에 발견하고, 그것을 방지하기 위하여 전기배선처럼 몸 전체에 감각신경이 배치되어 있다. 더구나 그 배치 방법은 매우 질서정연하기 때문에 어느 부위에 이상이 있으면 즉각 그 정도와 상태, 종류를 올바르게 판단할 수 있도록 되어 있다. 이와 같이 계통적으로 분포되어 있는 감각신경에서 나타나는 통증이 소위 신경통이므로 막연히 다리나 허리의 통증을 신경통이라고 부르는 것은 잘못된 것이다.

또 신경통이란 이와 같이 감각신경이 전달되고 있는 부위에서 급히 발작적으로 통증이 오는 상태를 말하는 것이므로 질병의 이름이라기보다는 오히려 증상의 이름이라고 생각하는 것이 옳고, 원래의 질병이 반드시 있다고 생각하여야 한다.

그리고 그 통증은 혈행의 장애에 의한 산소결핍, 약물에 의한 중독, 당뇨병이나 비타민 결핍에 의한 대사장애, 암이나 뼈의 이상 등에 의한 신경의 압박, 신경 자체의 염증이나 신경에 대한 주위 염증의 영향 등 여러 가지 원인에 의해 나타날 뿐만 아니라 혈행 장애에 있어서만 해도 동맥경화, 혈관의 염증, 기계적 압박, 부종, 울혈, 빈혈 등 여러 가지 원인이 있다.

그러나 그 중에는 도저히 원인을 알 수 없는 신경통도 있으며, 이것을 본태성 신경통이라고 부르고 있다. 특히 이것은 원인이 있는 진성이나 일차성 신경통이란 뜻이 아니고, 어디까지나 원인을 발견할 수 없다는 뜻인 것이다.

신경통에서 가장 많은 것이 삼차신경통, 좌골신경통, 팔의 신경통의 3대 신경통이며, 그 외에 후두신경통, 늑간신경통, 설인신경통 등이 있다. 팔의 신경통은 또한 척골신경통, 요골신경통, 정중신경통으로 분류된다.

안면에 오는 통증을 삼차신경통이라 하는데, 얼굴의 통증을 흔히 안면신경통이라고 부르는 사람들이 있으나 안면신경은 주로 표정을 조절하는 운동신경이며, 얼굴의 통증이나 감각은 주로 삼차신경이 관장하고 있다. 이 통증은 혀의 기저부, 인두, 편도선 부위, 귀 안에 나타나는 발작적이고 심한 통증인 설인신경통, 축농증, 충치 등과 감별이 쉽지 않으므로 주의 깊게 관찰해야 한다.

일반적으로 허리 부위부터 하지에 이르는 통증을 좌골신경통이라고 부르고 있으나 앞서 말한 신경통의 조건에 맞으면서 발작적이고 강하게 나타나야 하며, 오히려 다른 질병일 경우도 많고 설사 좌골신경통이라 해도 원인에 따라 치료방법이 다르므로 전문적인 정밀진찰을 받는 것이 중요하다.

어깨근육이 뻐근하고 아프거나, 목이나 팔이 아파 고통받는 사람들이 의외로 많다. 손끝까지 저리다거나 머리 빗질, 허리띠 매기, 옷입기조차 불편하고 잘 때 돌아눕다가 통증 때문에 놀라서 잠을 깬 적도 있다고 호소한다. 이 또한 척추나 신경압박에 의한 경완증후군인지, 나이가 들어 점액낭의 퇴행성 변화에 의한 오십견인지, 견관절 결핵이나 종양 및 기타 염증인지, 그도 저도 아니면 잠을 잘못 자서 생긴 통증인지를 구분해서 알맞는 치료를 해야 한다. 대부분 며칠 지나면 괜찮겠지 하거나 나이가 들어서 생긴 것이려니 하고 치료를 등한시하면 관절 운동이 제한을 받게 되면서 통증이 더욱 심해지는 경우가 많다.

신경통은 보통의 만성 류마티즘처럼 관절이 변형되거나 움직이지 못하는 증상을 나타내지 않는다. 그렇기 때문에 참고 견디면서 불치병이라고 생각하고 방치하는 경우가 많은데 이것은 잘못이다. 앞서 말한 바와 같이 신경통은 원인이 되는 질병이 있으므로 거기에 대해 치료하지 않으면 개선되지 못한다. 그러므로 이 원인 발견이 중요하고 동시에 매우 심각한 신경통은 암이나 육종과 같은 질병이 잠재될 수 있으므로 며칠간 치료해도 호전되지 않으면 전신적인 정밀한 종합검사를 받는 것이 안전하다.

의학적으로 신경통이라고 부르는 증상은 (1) 통증이 일정한 감각신경에 의해 지배되고 있는 부위에서 나타나고, (2) 반복적으로 통증이 생기거나 발작적으로 오므로 통증이 없을 때도 있으며, (3) 외견상 '아프다'는 것 이외에 객관적인 다른 증상을 발견할 수 없으며, (4) 통증을 일으키는 특정한 부위가 있고 몸을 스치거나 찬 바람을 쐬는 등 평소 때는 아프지 않던 자극에도 급격한 통증이 생기거나, (5) 아픈 부위를 조사해도 병리해부학적인 확실한 증거가 없을 때 등이 진단의 근거가 되고 있다.

통증은 날씨의 영향을 받기 쉽다. 이것은 통증의 감각 자체가 날씨에 의해 변화되는 것, 특히 염증, 심장과 혈관관계 질병처럼 날씨의 영향을 받아 변화하는 질병이 상당히 많기 때문이다.

일반적으로 기후적인 영향은 대부분 그것이 변화될 때, 즉 계절이 바뀔 때나 날씨가 변할 경우에 많은 것 같다. 특히 계절이 바뀌는 환절기에 옛날에 다친 상처가 아픈 것으로 유명하다. 통증은 눈 오는 날, 비 오는 날, 추운 날에는 악화되고 맑고 따뜻한 날에는 호전된다. 이와 같이 기후의 영향을 받기 쉽다는 점에서 통증은 기후병이라고도 말할 수 있을 것이다.

한의학에서는 신경이라는 해부학적 용어가 없으므로 당연히 신경통이라는 말도 사용하지 않는다. 그러나 옛날이라고 해서 신경통이 없었을 리 만무하다. 다만 용어를 비증(痺症)이라 하고 그 증상에 따라 행비(行痺), 통비(痛痺), 착비(着痺), 열비(熱痺), 어혈비(瘀血痺), 허비(虛痺) 등으로 구분하여 각각에 알맞는 침, 뜸, 부항, 한약 등으로 치료하였다.

이를 좀더 구체적으로 설명해 보면, 행비는 인체의 상부에 잘 나타나고 비가 오거나 음습한 날씨에 심해지는데, 통증부위가 일정치 않고 돌아다니며 뻣뻣해지는 증상을 동반한다. 통비는 통증이 심하나 통증 부위가 일정하며 따뜻하게 해주면 증상이 완화되는 것이 특징으로 피부온도가 낮다. 착비는 몸 관절 전체가 쑤시고 아프며 뻣뻣한데, 통증 부위가 일정하고 완만하게 붓지만 피부색깔과 온도는 정상이다. 이에 비해 열비는 만지면 오히려 통증이 심해지고 찬 곳에서는 통증이 완화되며, 몸에 땀이 나고 입이 마르고 피부가 발적되는 등의 증상이 함께 나타난다. 어혈비는 외상이나 비증이 오래도록 낫지 않아 기혈이 응체되어 피부하에 반점, 결절, 종통 등이 생기거나 관절의 굴신이 잘 이루어지지 않는 것으로 피부가 암자색으로 변하거나 통증이 극심하고 통증 부위가 일정한 것이 특징이다.

신경통은 젊은층에서는 비교적 원인도 단순하여 치료하기가 쉽고 회복률도 높은 데 비해, 중년기 이후 노년기에 이르면 원인도 복잡해지고 여러 가지 증상이 병발되며 또 노화현상까지 겹치게 되어 치료하는 데도 어려움이 있고, 완치되는 것을 기대하기 힘들다. 따라서 질병이 발생하지 않도록 미리 예방하는 것이 더욱 중요하고 효과적이다.

보고에 의하면 미니스커트의 유행에 따라 신경통이 증가되었다고 한다. 신경통의 원인은 불확실하지만 길에서 넘어지거나 비를 맞거나 춥고 습기가 많은 기후일 때 발병되고 더욱 악화되기 쉬운데, 평소 유발원인에 대한 양생법으로 과로를 피하고 아픈 부위를 바깥으로 노출시키지 말아야 하며 몸을 따뜻하게 하고 구두보다 운동화 등으로 관절의 충격을 피하고 통증을 예방해야 한다.

안정과 운동 또한 중요한데, 과잉동작으로 통증이 생기거나 피곤할 만큼 체력을 소모해서는 안 되며 아프거나 피로가 남아있지 않도록 운동하고 힘들면 운동을 중단해야 한다. 아침, 저녁 잠자리에서 10분씩 관절 운동을 5~10회 정도 해주는 것도 좋다.

무엇보다 중요한 것은 잘 때, 앉을 때, 일할 때 등 평소 올바른 자세를 유지하는 것이며, 경제적, 감정적 고민이나 지나친 업무량은 신경통을 악화시키므로 정신적 안정을 취하는 것 또한 중요하다.

양생이란 신경통 환자가 통증에서 몸을 보호하기 위해 중요할 뿐만 아니라 이것이 의사에 의한 치료에서도 중요한 기초가 되고 있다. 따라서 기초적인 양생이 지켜지지 않으면 어떤 치료를 하더라도 충분한 효과를 기대할 수 없게 된다.

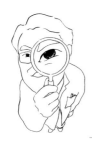

굶는 것도 요령이 있다

요즘 살을 빼기 위한 목적으로 다이어트를 실시하는 사람들이 늘고 있다. 먹는 것을 끊었다는 의미의 단식(斷食)은 외부로부터 일절 영양공급을 단절하는 것을 말한다.

오랜 종교적인 역사를 가진 단식이 치료법으로 활용된 것은 이미 2,000년 전부터였으며, 18세기 중엽부터 활발히 시행되어 현재는 비만을 비롯한 알러지성 여러 질환 및 각종 만성병의 자연치료법으로 그 임상적용 결과에 대한 체계적인 분석과 연구가 진행되고 있다.

단식기간은 일반적으로 단기(5일 이내), 중기(10일 이내), 장기(15일 이상)로 나누거나 연구자에 따라 2개월 이내의 단기와 2개월 이상의 장기로 구분하기도 한다. 그러나 단식기간의 결정은 일반치료법과 같이 병의 상태를 기준으로 판단하는 것이 아니라 전신의 건강상태를 기준으로 결정하여야 하므로 장기치료를 요하는 질병이라 하여 단식도 장기간 시행할 수는 없다.

따라서 장기단식을 요하는 질병일지라도 전신상태가 허락치 않을 경우에는 단기단식을 시행하고 일정한 회복기 후 반복하는 형식을 취하지 않으면 안 된다.

단식에 들어가기 전에 단식일 1/2일수 동안 죽이나 미음 등으로 점차 감식을 하여야 체중의 급격한 감소와 이로 인한 체내의 병적 반응을 방지할 수 있으며, 장내용물의 부분적인 정체를 없애기 위해 보조치료를 병행해야 한다.

단식 중에는 노폐물의 자연스런 배출과 화학적 자극감소를 위해 비누, 샴푸, 치약, 면도기, 화장품 등의 사용을 금하며, 특히 오관이 극히 예민해지므로 자극적인 감정의 변화와 과격한 운동은 피하여야 한다. 그러나 단식 중이라도 1,000~1,500cc의 생수, 비타민, 미네랄 등의 필수 영양소, 제산제 등을 함께 복용하면서 규칙적인 보행을 실시해야 한다.

단식은 2~3일이 가장 힘들며, 이 기간이 지나면 식욕이 감퇴되어 공복감이나 기아감을 느끼지 못하게 된다. 환자에 따라서는 이 기간중 복통, 오심, 구토, 불면, 두통, 오한, 발열, 어지럼증, 가려움, 국소 동통을 호소하며, 가슴이 뛰고 불안해하거나 생리를 하는 사람도 있다.

단식 후 회복시 신진대사의 기능이 정상과정으로 복귀할 때 열량 및 무기질 공급에 무리가 있으면 체액의 평형이 파괴되어 심장, 신장 등 기관에 장애가 생기고, 소화기 계통에 과중한 부담을 주어 위장운동이 실조에 빠지고, 말초순환장애가 일어나 수족 및 전신의 허탈과 기타 위험한 증상이 일어난다. 따라서 단식 이후 최소한 단식일수의 2배일수 이상 죽, 미음 등의 점진적 회복식과 4배일수 이상 염분, 지방, 자극성 식품을 제한하는 식이요법을 절제있게 시행하여 단식으로 인한 합병증이 일어나지 않게 세심한 주의를 요한다.

단식요법의 효과는 양면성이 있으므로 의학시설이 구비된 의료기관에 입원하여 종합적인 검진 및 검사를 거쳐 경험이 풍부한 의사의 충분한 관찰하에 실시하여야 하며, 시시각각 변하는 경과에 따라서 시기를 놓치지 않는 적절한 판단과 처치를 하는 것이 중요하다.

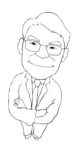

한방 살빼기 비법

동양인들은 옛날부터 자연적으로 조화를 이루도록 식단을 짰을 뿐 아니라 채식위주의 생활을 해 왔다. 따라서 서양인들이 갖는 체중조절의 고민은 없었다.

이러한 이유로 고대 동양의학 문헌에는 비만증에 관하여 매우 적게 수록되어 있다. 그러나 현대에 들어서 서양문물의 영향으로 식생활습관이 바뀌고 주거환경이 바뀌면서 동양인에게도 점차 비만증이 많아지기 시작하였다. 따라서 비만에 관한 동양의학적 연구도 점차 활기를 띠고 있다.

동양의학에서는 비만의 원인을 비장, 위장, 간장 등 장기에 의한 것과 기허(氣虛), 습(濕), 담(痰) 등에 의한 것 등으로 보았으며 이를 더 구체적으로 세분하였다.

이러한 설명은 현대의학적인 개념으로 소화기 계통의 이상, 대사 기능장애, 내분비 계통의 이상, 신경성 등으로 설명될 수 있을 것이다.

비만에 관한 학설이 다양한 만큼 이들의 치료 방법도 다양한데 동양

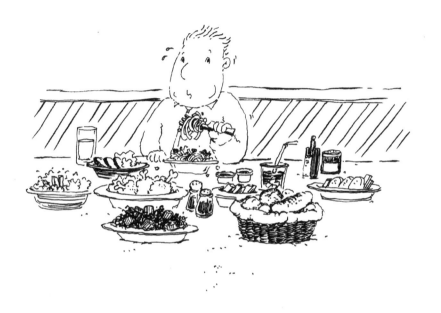

의학의 체중조절 치료 방법으로는 약물요법, 침구요법 외에도 생즙요법, 기공, 안마요법, 한방단식요법, 사상체질 치료법 등이 많이 사용되고 있다.

비만의 한약치료

일반적으로 비만증에 사용되는 약물에는 식욕억제제, 이뇨제, 갑상선 제제 등이 있는데, 장기간 복용하면 각각 신경과민, 전해질 불균형, 갑상선 중독을 유발하고 습관성이 될 우려가 있다.

그러나 한방치료는 약물의 부작용이 적어 안전하고, 원인과 증상에 따른 치료를 하므로 비만에 수반된 여러 증상들을 경감시키는 장점이 있다.

한방 약물요법은 비만의 병리기전에 따라 비위허(脾胃虛), 위열(胃熱), 간울(肝鬱), 수습(水濕), 담음(痰飮), 식적(食積), 어혈(瘀血) 등으로 구분하여 방기황기탕, 이진탕, 소요산, 진무탕,.보화한, 도기핵기탕 등을 증상에 따라 선택, 가감하게 된다.

비만은 원래부터 있어왔던 한방 고유의 개념이 아니라 현대에 와서 과식과 운동부족에 의해 발생한 병리상태다. 비만은 운동부족에 의해 발생한 병리상태이므로 한방 약물치료는 환자의 비만치료 목표와 그에 일치하는 효능을 가진 약물을 포함한 처방을 하면 된다.

단일 약물로는 대황, 박하엽, 율무, 붉은팥, 구기자 등을 차처럼 복용하는 방법이 있다. 구기자 30g을 아침, 저녁으로 나누어 1개월간 복용하여 50예의 비만자에게 2.7kg의 감소효과가 있었다고 한다.

이러한 한약의 비만개선 효과가 최근 몇몇 실험에 의해 밝혀졌다. 이에 따르면 유리지방산 등의 억제효과와 갑상선 호르몬의 증가로 신체조직에서의 산소 소모량을 증가시켜서 신진대사를 촉진하여 지방을 소모시키는 것으로 밝혀지고 있다.

또한 비만에 사용되는 한약은 대부분 고지혈증 등에도 효과가 있다. 따라서 비만으로 인한 성인병의 예방효과도 크다.

비만의 침치료

비만의 침구치료는 비만을 단순한 병리상태로 받아들이지 않고 증상의 복합으로 파악하기 때문에 경혈의 선정과 자극방법은 개개의 증례에 따라 달라진다.

체침을 사용하기도 하고 손바닥에 침을 놓는 수지침, 귀에 침을 놓는 이침을 사용하기도 하는데, 이침의 경우는 일반적인 침 치료만 하거나 약물의 효과를 보기 위해 왕불류행, 백개자, 차전자 등의 약물을 귀에 있는 경혈에 붙이기도 한다.

안전성, 경제성 및 효율성 등을 근거로 비만치료에 가장 널리 이용되고 있는 이침요법은 귀에 있는 110여 개의 치료점을 이용하여 200가지 이상의 질병을 치료하는 방법으로 프랑스 의사 노지에르(Nojier, R.)가 1957년 처음 고안하여 보급하였다.

이침의 치료 원리는 인간의 귀 모양이 태아가 거꾸로 누워있는 형상과 비슷한 것에 착안하여 귀의 위치에 따라 인체의 각 부위별 치료점을 찾아내어 치료를 하는 것이다. 종래의 침술로 잘 치료되지 않는 질환치료에 효과적인 것으로 알려져 있다.

연구 결과에 따라 비만증의 침치료혈은 약간씩 다르지만 가장 많은 빈도수로 이용된 이침혈은 기점, 폐점, 비점, 내분비, 신문, 위점 등의 혈이 소개되고 있다.

보고에 의하면 귀의 경혈을 자극하면 뇌의 기아중추, 포만중추의 변화로 영양상태에 영향을 미치고 식욕을 억제시켜 칼로리 섭취의 감소효과가 있다. 약물과 같은 부작용도 거의 없으며 자율신경조절과 수분, 나트륨 대사 개선작용도 있다고 한다.

체침과 수지침의 경우도 비만침법이 비만자의 위 활동을 약화시켜 식후 소화속도를 지연시킨다든지 지방대사를 촉진시키고 열량을 증가시켜 축적된 지방을 소모하여 비만을 없앤다.

비만의 기공 안마요법

몸과 마음 그리고 호흡법까지도 단련한다는 삼위일체 기공은 1965년경 중국에서 공식명칭이 등장한 이래 일본이나 한국 등 주변국가로 유입되어 보건 체조로 활용되어 왔다.

흔히 건강증진을 위해 배우는 기공체조는 동작없이 호흡과 마음을 단련하는 정공(靜功, 움직임이 없는 기공체조)과 호흡, 마음뿐 아니라 동작까지도 곁들이는 동공(動功)법으로 분류되며, 호흡방법에 있어서 일상적인 흉식호흡을 하는 것이 아니라 배로 호흡하는 복식을 한다.

또 들이마시고 내쉬는 호흡 길이를 똑같이 하고 숨을 들이마시면서 배를 집어넣는 역호흡을 이용하는 등 기공체조의 종류가 1,000여 가지나 되고 있다.

중국의 변치중이 제창한 중국고대 양생장수술 십세공법(十勢功法) 중의 용유공(龍遊功)은 독특한 다이어트 효과가 있어 약물, 단식, 사우나와 운동요법보다 훨씬 뛰어나다고 한다.

이 기공체조는 연습할 때 신체의 비틀림이 마치 두 용이 물을 날아 층층히 감아 올라가는 것과 같으므로 용유공이라고 하며 몸을 움직일 때 두 손이 몸 앞, 옆, 좌우로 이동하는 궤적이 연속된 세 개의 원으로 마치 고리와 같으므로 삼환공(三還功)이라고 한다.

기본 자세는 두 다리를 안쪽으로 꼭 붙이고 두 발을 가지런히 모으고 발뒤꿈치를 꼭 붙인다.

두 손의 손가락을 나란히 모아 몸 옆에 놓는다. 아래턱을 당기고 얼굴에 미소를 지으며 날씬하고 젊은 자기 모습을 생각한다.

이 체조에서 주요한 동작 부분은 상체여서 동맥을 순조롭게 하며, 아울러 척추디스크를 예방할 수 있다. 노인이 이 기공체조를 연습하면 허리가 굽지 않는다.

주의할 것은 두 손으로 원을 그리는 동작은 정확해야 하므로 서둘지 말아야 한다. 다리와 골반은 원을 그리는 손을 따라 상하로 굽히고 펴며 팔은 이동하는 중심의 고리를 만든다. 처음 연습하는 사람은 허리의 흔들림을 적게 하여 삐지 않도록 주의한다. 용유공은 내분비 실조로 일어나는 과체중을 방지하는 데 효과가 크다. 매일 10분씩 단련하면 100일

이내에 만족스런 효과를 얻을 수 있다.

그 외 안마요법에 의한 임상보고에 의하면 평균 63.8차의 안마요법을 시행하여 19명에서 현저한 효과를 나타내고 2명에서는 아무런 효과가 없는 것으로 나타났다.

최고 감소자는 22.5kg이상 감소하고 최소 감소자는 3kg으로 평균 10.7kg 이상의 감소를 가져오는 것으로 보고하고 있다.

생즙요법

현대 문명인들은 대체로 과체중(비만증) 때문에 기본적 스테미너가 부족하고 무기력하며 순발력과 지구력도 부족하다. 이 때문에 질병에 대한 저항력이 약하고 면역기능도 약하다. 주요 원인 가운데 하나가 가공식품의 무분별한 섭취다.

가공식품은 일반적으로 높은 칼로리를 지니고 있으며 대사에 필요한 효소나 생식소가 부족하다. 또한 가공식품에는 상품화를 위하여 방부제며, 착색제를 쓰고 있어 인체에 해를 끼친다.

발육기에 이처럼 농후한 가공음식을 주로 먹는 어린이는 점액체질로 자라서 걸핏하면 감기, 기관지염, 편도선염을 앓고 비만해지기 쉽다.

《생야채즙요법》의 저자로 유명한 미국의 N.W.워커 박사는 모유보다 우유를 많이 먹고 자라면 점액체질이 되기 쉽다고 밝혔다. 특히 설탕을 첨가하고 열을 가하여 처리한 우유는 생우유에 비해 점조도가 높아 체액의 점조도를 더 높이며 그 피해는 성년층에서 더 크다고도 밝혔다.

또한 높은 점조도의 체액을 개선하는 데 가장 좋은 것이 당근즙이라고 주장하였다. 이상에서도 알 수 있듯이 가공식품의 해를 피하기 힘든 현대인이라도 평소 자연식과 전통음식을 즐기며 체질과 건강상태를 잘 살펴 적절히 음식을 선호하고 조절하는 것이 건강을 지키는 요건이다. 동양의학에서는 이미 송나라 시대에 식의(食醫)제도가 있어 식이요법으로 병을 치료하였으며, '의식(醫食)은 동류(同類)요, 약식(藥食)이 동원(同源)' 이란 말에서 알 수 있듯이 음식을 올바로 섭취하는 것이 양생의 지름길이라고 생각해 왔다.

생식요법은 옛날부터 동서양 구분 없이 치료의 방법으로 널리 시행되어 왔으며, 우리 나라에서도 그러했다. 생식이란 야채, 곡류, 어육까지 사람이 먹을 수 있는 모든 음식을 날것으로 먹는 것을 말한다.

여기서는 여러 가지 생식방법 가운데 치료요법으로서의 생식이 아닌 흔히 녹즙이라고 하는 생야채즙의 섭취에 관해 설명하고자 한다.

생야채즙을 충분히 마시면 신진대사를 촉진시켜 배설기능을 왕성하게 하며 조직세포가 필요로 하는 여러 가지 생명소를 충분히 공급하여 이상하게 항진된 식욕을 감퇴시킨다. 이런 방법으로 과식을 막아서 체력을 잃지 않으면서 점차로 살을 빼는 데 효과적이다. 비만도가 높은 환자일수록 입에 맞지 않거나 비위에 거슬려 생즙마시기를 거북스러워하는데, 날씬해지고 건강도 되찾겠다는 의지로 꾸준히 시행하면 효과를 볼 것이다.

날마다 당근즙 280g, 오이즙 100g, 시금치즙 170g을 3회분으로 나누어서 마시는 것이 일반적인 비만증에 대한 처방이다.

기타 요법

이 밖에도 비만의 한방요법으로 가장 적극적이며 단기간 내에 체중감소 효과를 볼 수 있다는 한방단식요법, 사람의 체질을 4가지로 구분하여 각자에 맞는 음식과 약물로 비만을 치료하는 우리의 독창적인 사상체질 치료법, 그리고 보조요법으로 훈증요법 등이 있다.

이상과 같이 비만의 여러 가지 한방요법에 대해 살펴보았는데, 한 가지만의 치료방법으로는 한계가 있으므로 식이, 운동, 침구, 약물요법 등 상호결합적인 종합요법으로 보다 효과적인 체중조절 효과를 거둘 수 있다.

체중을 줄이고자 하는 사람은 무엇보다도 자신의 식사량 조절과 체중조절에 대한 적극적이고 능동적인 태도와 의지가 중요하다